# 免疫力を見極める MAC症診療

非結核性抗酸菌症

徳田 均
JCHO 東京山手メディカルセンター呼吸器内科

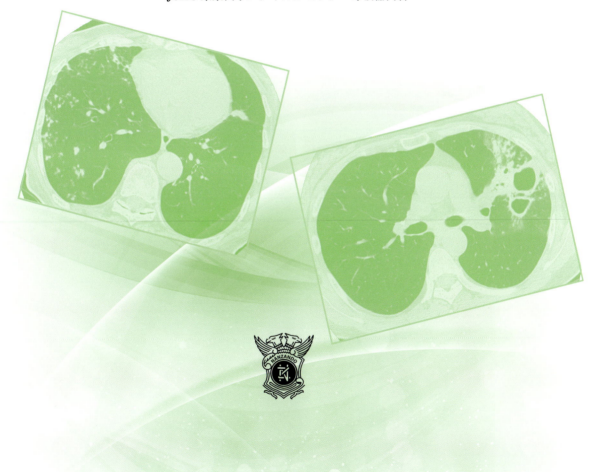

南山堂

## 序文

　肺非結核性抗酸菌症（nontuberculous mycobacteriosis：NTM 症）は，近年わが国で増加が著しく，その治療困難性もあって，にわかに注目を集めている疾患である．

　結核と異なり登録制ではないため，長く正確な実態が不明だったが，近年，医療施設へのアンケート調査，人口動態統計やレセプトデータからの推計，検査センターから提供された資料の解析などを基に，罹患率，有病率が明らかにされつつある．その罹患率は，結核の順調な逓減もあって結核を上回っていると推定される．わが国でも最大規模の慢性感染症として改めて取り組みが求められている．

　この疾患については，伝染性はほぼなく，公衆衛生上の問題は少ないが，個々の患者の問題としては未解決の部分が多い．決定的な治療薬に乏しく，完全な制御が困難であるとされる．多くの例で長期の薬物治療が勧められているが，それでも中には再発を繰り返し，あるいは着実に進行し，肺が荒廃し死に到る例がある．一方，長年にわたってほとんど進展せず，自然治癒する例も少なくない．この経過の多様さが何に由来するかは未解明である．

　治療についても大きな問題があり，国内外のガイドラインで「標準治療（CAM＋EB＋RFP）」が推奨されているが，治療期間の長さ，副作用の多さから，治療から脱落する例が少なくない．そのレジメンは過去 20 年間変わっておらず，そして実はエビデンスに基づくものでもない．

　また，どんな例に治療が必要で，どんな例が観察だけでよいのか？　初発時，再燃時の適切な治療期間は？　などについても，海外，日本ともエビデンスに基づいた指針はなく，現場の医師の判断に委ねられている．結核症が標準治療法とそのバリエーション，治療期間，治療中のさまざまな臨床的問題とそれらへの対処法について，エビデンスに基づいた指針が整備されていることとは対照的である．

　最近ようやく，その大部分を占める MAC 症（*Mycobacterium avium-intracellulare* complex 症）[注]については，その自然史，薬物治療の効果とその限界などについて報告が蓄積されてきた．それを基に，内外の専門家たちから，抗菌薬治療の限界を見据え，それ以外のさまざまな治療法，栄養療法，運動療法などの導入，また治療のアウトカムとして菌陰性化以外の指標の設定〔患者報告アウトカム（patient-reported outcome）など〕について，新しい提案がなされるようになった．しかしいまだ具体的な成果は少ない．

　筆者は市中の総合病院の呼吸器科医師として，過去 30 年にわたって診療の場で多くの非結核性抗酸菌症の患者を診療してきた．その診療に当たっては，常に最新の学問的成果を参照しつつ，一方で何が患者にとってベストかを考えてさまざまに工夫をしてきた．

　そのような経験，研究を踏まえて，本書で提供する診療のヒントは，これまでほとんど言及されなかったが，MAC 症の病態を結核症と比較する視点にある．MAC は結核菌と祖先を一にし，細菌学的，生化学的に結核菌ときわめて類似している．また病理学的にも，わが国での過去の多くの研究から，MAC 症は結核症と基本的な病態は類似していることが明らかにされている．

　その結核症の病態については，半世紀前にわが国の研究者たちが大きな展開を成し遂げた．結

核症の複雑，多様な病態はその病理形態を押さえると整理できる，そしてその病理形態は X 線画像からも読み取れるという，世界にも類を見ない達成である．有難いことにその達成は，今日われわれは，HRCT という武器で受け継ぐことができ，それを臨床に応用することができる．それを通じて，眼前の結核患者に起こっている病理学的事態，ひいては免疫学的病態を推定することが可能となった．

　このような結核病学の成果は，上記の類似，共通点の多さから，MAC 症にも応用可能である．HRCT 所見の解読を通じて，その時点での病態＝免疫学的動態を知り，それを診療に役立てることができる．筆者はこれを日々の臨床で実践して大きな成果を得ている．本書ではその成果を提示したい．これは，わが国はもとより，世界のどこからも提示されていない視点である．

　慢性感染症において菌と宿主の免疫応答を見ていくうえでは，さまざまな因子，ストレス，栄養などが関与することは今日常識となりつつある．これらの視点も抗菌療法と同様に重要であり，これを意識した MAC 症診療を行うべきとの主張は，近年欧米からも湧き起こっている．この視点も本書で提示したいことの一つである．

　本書では，そのような立場に立って筆者が蓄積してきた MAC 症診療の考え方を紹介していく．MAC 症は，外からの菌の侵入によって起こる病気であり，長期にわたる薬物療法によってこの菌を根絶せねばならないという考え方は，もしあるとすれば誤りである．菌との共存を目指すべきであるし，それは十分可能である．そのためには HRCT の読影を通じて患者の免疫学的病態を把握し，その患者のその時点での，そしてそこから起こるであろう事態を予測することが有効であり，そうすることで MAC 症の大部分は制御可能であるというのが，現在の私の確信であり，それをこの本を通じてお伝えしたい．

　注：最近，*M. avium* 症と *M. intracellulare* 症とは，分けて論ずることがわが国の学会から提案されている．その理由として，疫学，感染ルート，薬物感受性，予後などが微妙に異なることが挙げられている．しかし，治療の観点からいえば両者に大きな違いはないともされている．本書では主に治療を考えていくので，また過去の臨床研究は MAC 症としてまとめて蓄積されてきていることから，MAC 症として一括して論じる．

2024 年 11 月

JCHO 東京山手メディカルセンター呼吸器内科

徳田 均

# 本書の視点

　本書は，筆者が 32 年間在籍してきた現在の職場，JCHO 東京山手メディカルセンター（旧称：社会保険中央総合病院）で経験してきた約 120 例の MAC 症患者のうち，①全経過にわたって病歴，画像が入手でき，②背景疾患あり（RA・膠原病，肺結核後遺症，肺気腫症，間質性肺炎）は除外（RA については第 12 章でまとめて論じた），③他の菌種（*M. abcessus*, *M. lentiflavum* など）に菌交代が起こり，専門施設に治療を依頼した例は除外して，残った約 50 例について，改めて各例の全経過を，画像を中心に，菌の経過，検査値，肺機能を参照しつつ検討し直し，まとめたものである．

　当然バイアスはある．首都圏の市中病院であり，健診発見の受診が多く，肺結核後遺症などの肺の基礎疾患ありは少ない．その結果，比較的軽症例に偏った患者構成になっているかもしれない．

　しかしそれでも，私はこの本を世に問う価値は十分にあると考える．その理由は以下のとおりである．

①わが国では世界に類を見ない広範な胸部 X 線健診が行われており，そこで異常を発見された例は大部分が CT（世界最高の普及率）検査に回されている．そのような経路で診断される MAC 症，あるいは MAC 症疑い（菌所見などの検討はなく，画像所見からそれが疑われるもの）が非常に多く，医療現場にはそういった患者が溢れている．そのような健診発見，無症状例について，その治療をどうするべきか？　観察だけでよいのか？　何の指針も存在しない．筆者は今回の一連の検討から，ある程度その問題につき成案を得ている．

②自験例の中には，多くはないが重症例もあり，中には致死的経過を取った例も若干例あり，その手前でなんとか制御できた例もある．一方，ほとんど進展せず，中には自然治癒を営む例も存在する．どんな例が重症化するのか，どんな例が穏やかな経過を取るのか，進展を制御するにはどうすればよいのか，症例を供覧しつつ読者と一緒に考えたい．

③基本的認識として，

 1) MAC は古くから存在し（300 万年とも言われる），現在も自然界に遍在する微生物であり，現生人類（ヒト）は 10 万年前のその誕生からこの微生物と共存してきたと考えられる．新型コロナウイルスのような新しい病原体ではない．その共存の仕方はヒト遺伝子の中に組み込まれていると考えられる．

 2) 感染者は非常に広範に存在し，そのうち発症するのはごくわずかである．

以上を踏まえて本書で展開するのは，

 1) MAC は基本的には弱毒菌であり，悪化は大部分が宿主の過剰免疫応答による．

 2) CT を精密に読影することで宿主免疫がこの微生物にどのように応答しているかを把握することができ，診療方針の決定に役立つ．

という視点である．このような視点はこれまでまったく語られることのなかったものである．

日本の NTM 症の定義は，世界のそれとは大きく異なる．国際ガイドラインでは，NTM 症は，咳，痰などの呼吸器症状，あるいは体重減少などの全身症状があることが診断の条件になっている．一方，わが国ではこの条件は取り除かれ，その結果，健診発見の無症状例が広範に含まれることになっている．

　このことは，これらの無〜軽症例の治療方針を考えるうえで，国際ガイドラインの方針をそのままに取り入れてはならないことを意味する．

　先に述べたように，わが国は非常に広範に胸部 X 線健診（職域健診，住民健診など）が行われており，そこで見つかった異常陰影が次々と CT 検査に回され，放射線科医によって，MAC 症の疑いとされている．このような健診発見の NTM 症の頻度は明らかではないが，都市部では半分以上が健診発見であるというのが筆者の実感である．健診によるこのような「発見」は意味があるのだろうか？　これらの例はやがては発病に至るのだろうか？　そうではなく多くの例が自然軽快していくのだろうか？　まったく調べられていない．

　ここで思い起こすべきは，潜在性の癌である．潜在性の甲状腺癌や前立腺癌が広範な健診で多数発見されており，その意義が問われている．また CT で見出された肺癌もその多くがきわめて緩慢にしか進展せず，これを発見して治療することで肺癌死亡が減るとは証明されていない．治療介入をしてもしなくても疫学的に見て生存率に差が出ない悪性腫瘍がこうして多数存在することは医学上の事実として広く認識されている．

　健診による多数の NTM 症「患者」の発見は，これと同様の事態である可能性があるが，調べられていないのでなんとも言えない．

## ■ 主要な 3 つのガイドラインと本書での表記

　治療について参照すべき内外のガイドラインの主要なもの 3 つと，その本書の中での略称を紹介しておく．

### 国際ガイドライン

1) Daley CL, Iaccarino JM, Lange C, et al. Treatment of nontuberculous mycobacterial pulmonary disease: an official ATS/ERS/ESCMID/IDSA clinical practice guideline. *Clin Infect Dis* 2020; **71**: e1-e36.

### 学会診療マニュアル

2) 日本結核病学会，編．非結核性抗酸菌症診療マニュアル．東京：医学書院，2015．

### 見解─2023

3) 日本結核・非結核性抗酸菌症病学会 非結核性抗酸菌症対策委員会，日本呼吸器学会 感染症・結核学術部会．成人肺非結核性抗酸菌症化学療法に関する見解：2023 年改訂．結核 2013；**98**：177-87．

# 目　次

本書の視点 ・・・・・・・・・・・・・・・・・・・・・・・・・・・・・・・・・・・・・・・・・・・・・・・・・・・・・・・・・・・・・・・・・・・・・・・・・・・ v

略語一覧 ・・・・・・・・・・・・・・・・・・・・・・・・・・・・・・・・・・・・・・・・・・・・・・・・・・・・・・・・・・・・・・・・・・・・・・・・・・・・ ix

## 0章　NTM 症の疫学，自然史，治療後の経過 ・・・・・・・・・・・・・・・ 1

**一言まとめ**　MAC の一般人口での既感染率は高く，膨大な感染者の一部が健診で発見されていることがわが国の増加の主因であろう．本来穏やかな経過を取る予後のよい疾患で，その半数以上で治療を必要とせず，自然治癒率も高い．

## 1章　MAC 症の多彩な病像—免疫の視点からの解析 ・・・・・・・・・・・・ 11

**一言まとめ**　MAC 症には，肺野に肉芽腫を形成しきわめて緩慢な経過を取りしばしば自然消退する「肉芽腫型」と，浸潤性病変・空洞を形成し肺を破壊していく「浸出型」があり，その予後は異なり，治療方針も異なってくる．

## 2章　治療開始時期—治療はただちに始めるべきか，当面経過観察でよいのか？ ・・・・・・・・・・・・・・・・・・・・・・・・・・・・・・・・・・ 29

**一言まとめ**　肉芽腫型が主である場合まずは経過を観察し，進展増悪があれば治療する watchful waiting が標準的な対応である．空洞がある場合ただちに治療を始めるべきと推奨されるがその科学的根拠はない．空洞のタイプにもよる．

## 3章　MAC 症の治療：レジメン，治療期間 ・・・・・・・・・・・・・・・・・・ 51

**一言まとめ**　「標準治療」のレジメン，期間には科学的根拠はない．特に RFP についてはさまざまな負の問題が浮上しており使用されない流れとなっている．治療期間についてもエビデンスはなく，肉芽腫型で副作用が強い場合短めにしても何ら問題はない．丁寧な観察が肝要．

## 4章　空洞の考え方 ・・・・・・・・・・・・・・・・・・・・・・・・・・・・・・・・・・・・・・・・・・ 69

**一言まとめ**　MAC 症の空洞は一律に強力な治療を行う必要はない．肉芽腫型の空洞は制御は容易なことが多く，一方周囲に浸出性病変を伴う空洞は強力な治療を必要とする．気管支の嚢状拡張を空洞と誤認しないことも大切である．

## 5章　治療困難例にどう対処するか？ ・・・・・・・・・・・・・・・・・・・・・・・ 93

**一言まとめ**　肉芽腫型で年の単位で拡大していく場合は，その都度の短期化学療法に加えて運動療法，ストレスの除去などの生活指導でよい．一方浸出型で週～月の単位で進行する場合は，多剤治療，必要に応じて短期間のステロイドも考慮する．

| 6章 | 再発にどう対処するか？ | 119 |

一言まとめ　MAC症の治療後再発は特にNB型で多い．その75％は再感染である．初回の化療を延長しても再発率は低下しない．再発は起こってからの治療でよい．そもそも観察だけでよい場合も多い．

| 7章 | 運動と栄養の重要性 | 145 |

一言まとめ　治療抵抗性，もしくは再発を繰り返す場合，薬物療法だけではこれを制御できない．規則正しい運動（ウォーキング）の慢性炎症性疾患における有効性は今や国際的に確立されている．栄養療法も劣らず重要である．

| 8章 | MAC症の治療目標 | 161 |

一言まとめ　菌陰性化を治療の至上目標とすることは時にいたずらに患者を苦しめ，患者の幸福を目指すべき医療のありかたとは背馳する．癌などの他疾患と同様に，長期生存，良好な肺機能，良好なQOLを目標とすべきである．

| 9章 | 自然経過で治癒するMAC症 | 173 |

一言まとめ　MAC症の自然治癒は10〜20％で起こる．それだけヒトはMACと共存する能力を持っていると言える．患者が本来の免疫力が発揮できるよう環境を整えることも医師の仕事の一つである．

| 10章 | MAC症と気管支拡張症 | 193 |

一言まとめ　MAC症は高頻度に気管支拡張症を合併する．MAC症という病気の本質的な展開様式の一部であり，これに対して化療や宿主免疫は必ずしも有効でない．しかし適切に対処すれば恐れる必要はない．

| 11章 | MAC症と肺癌 | 209 |

一言まとめ　MAC症には肺癌が合併しやすい．最大の問題は定期的な観察中に肺癌が出現してもMAC症陰影の中に紛れて発見が遅れがちということである．常にそれが起こりうるということを念頭に注意深い読影と対処が求められる．

| 12章 | RAに合併するMAC症 | 225 |

一言まとめ　RA患者にはMAC症が多い．RAには高率に気道病変，間質性肺炎が合併しこれらがMAC症の母地となるためである．しかし適切に対処すれば予後は一般人と同じである．生物学的製剤など必要な治療は行ってよい．

あとがき　237
索引　239

| 略語 | フルスペル | 和名 |
|---|---|---|
| AIDS | acquired immunodeficiency syndrome | 後天性免疫不全症候群 |
| AMK | amikacin | アミカシン |
| AZM | azithromycin | アジスロマイシン |
| BAL | bronchoalveolar lavage | 気管支肺胞洗浄 |
| BMI | body mass index | 肥満指数 |
| CAM | clarithromycin | クラリスロマイシン |
| COVID-19 | coronavirus disease 2019 | 新型コロナウイルス感染症 |
| CRP | C-reactive protein | C反応性蛋白 |
| CT | computed tomography | コンピュータ断層撮影 |
| CYP | cytochrome P450 | シトクロム P450 |
| DIV | intravenous drip | 点滴静脈注射 |
| DMARD | disease-modifying antirheumatic drugs | 疾患修飾性抗リウマチ薬 |
| EB | ethambutol | エタンブトール |
| ESR | erythrocyte sedimentation rate | 赤血球沈降速度 |
| ETN | etanercept | エタネルセプト |
| FC 型 | fibrocavitary type | 線維空洞型 |
| GPL | glycopeptidolipid | 糖ペプチド脂質 |
| GRNX | garenoxacin mesilate | メシル酸ガレノキサシン |
| HIV | human immunodeficiency virus | ヒト免疫不全ウイルス |
| HOT | home oxygen therapy | 在宅酸素療法 |
| HRCT | high resolution CT | 高分解能 CT |
| ICS | inhaled corticosteroid | 吸入ステロイド薬 |
| IFX | infliximab | インフリキシマブ |
| IL | interleukin | インターロイキン |
| INF | interferon | インターフェロン |
| ISEI | International Society of Exercise and Immunology | 国際運動免疫学会 |
| KM | kanamycin | カナマイシン |
| LVFX | levofloxacin | レボフロキサシン |
| MAC | *Mycobacterium avium–intracellulare* complex | |
| MEPM | meropenem | メロペネム |
| MFLX | moxifloxacin | モキシフロキサシン |
| MMP | matrix metalloprotease | マトリックスメタロプロテアーゼ |
| mPSL | methylprednisolone | メチルプレドニゾロン |
| MTX | methotrexate | メトトレキサート |
| NB 型 | nodular/bronchiectatic type | 結節・気管支拡張型 |
| NTM | nontuberculous mycobacteria | 非結核性抗酸菌 |
| NTMRC | NTM research consortium | |
| OP | organizing pneumonia | 器質化肺炎 |
| PCR | polymerase chain reaction | ポリメラーゼ連鎖反応 |

| 略語 | フルスペル | 和名 |
| --- | --- | --- |
| PET | positron emission tomography | ポジトロン断層法 |
| PRO | patient-reported outcome | 患者報告アウトカム |
| PSA | prostate specific antigen | 前立腺特異抗原 |
| PSL | prednisolone | プレドニゾロン |
| QOL | quality of life | 生活の質 |
| RA | rheumatoid arthritis | 関節リウマチ |
| RBT | rifabutin | リファブチン |
| RFP | rifampicin | リファンピシン |
| SASP | salazosulfapyridine | サラゾスルファピリジン |
| SM | streptomycin | ストレプトマイシン |
| STFX | sitafloxacin | シタフロキサシン |
| TAC | tacrolimus | タクロリムス |
| TBLB | transbronchial lung biopsy | 経気管支肺生検 |
| TFLX | tosufloxacin | トスフロキサシン |
| TNF | tumor necrosis factor | 腫瘍壊死因子 |
| VC | vital capacity | 肺活量 |

# §0

## NTM 症の疫学，自然史，治療後の経過

## A 疫学：今日本で非結核性抗酸菌症と診断される人が増えている

わが国のNTM症の実態は，本症は届け出が義務付けられている疾患ではないためもあって，長く正確な数字が不明であった．最近，さまざまな方法を使って推計の努力が行われ，世界でも突出した増加ぶりが伝えられている．詳細は他書[1]に譲り，ここではその概略を見ておきたい．

### 1. 罹患率：アンケート調査

わが国では，1970年代から全国の専門医療施設へのアンケートが繰り返し行われ，罹患率の推計が行われてきた．最近では2014年に大規模な調査が行われ，その結果，日本のNTM症の罹患率は14.7/人口10万人と推計された．これは同じ年度の菌陽性肺結核症を上回っており，わが国の抗酸菌感染症が新しい時代に入ったことを示した．その後この方法を使った大規模調査な調査は行われていないが，着実に増加していることは確実と言われる．

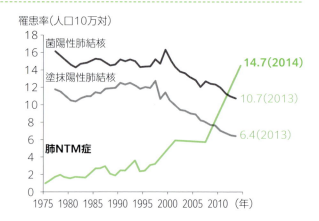

図 0-1 日本の肺NTM症罹患率の推移（1971〜2014）

2014年の全国調査で，肺NTM症の罹患率は菌陽性肺結核の罹患率を超えた．

（Namkoong H, Kurashima A, Morimoto K, et al. Epidemiology of pulmonary nontuberculous mycobacterial disease, Japan. *Emerg Infect Dis* 2016; **22**: 1116-7 より転載）

### 2. 有病率

NTM症は多くは慢性の経過をとり，完全治癒は少なく，一方死亡も少ないので，患者は蓄積されていく一方である．したがって，有病率は罹患率よりもずっと多いと推定される．

有病率はさまざまな方法で推計が行われている．

#### ①死亡統計からの推定

人口動態統計の死因コード「非結核性抗酸菌症」の死亡（直接死因）者数は2017年は1,909人であった．この数字は次の図に見るように過去20年間で着実に増加している．

この数字から，有病率を推計することができる．肺NTM症患者のうち1年間

に1〜2%がNTM症を直接死因として死亡するとの推定があり（長期の臨床的観察から，また2014年統計データからの推計値），これを1.0%と仮定すると，2014年の死亡者数からは112/10万，2017年の死亡数からは有病率159/10万，実数で約200,000人が導かれる[4]．

海外でこれに近いのは韓国であり，2016年の有病率として39.6/10万が報告されている．欧米諸国は増えているといっても一桁低い．すなわち全世界的にNTM症は増加傾向にあると言われるが，日本・韓国は罹患率，有病率ともに突出して高く，また増加が続いている．

### ②レセプトデータ解析からの算定

2009〜2014年の全国のレセプトデータから37万人のデータセットを抽出，解析したところ，2011年に新たに診断され，治療が開始されたNTM症患者は11,034人，すなわち治療罹患率として8.6/10万であり，治療の行われている有病者数は37,063人，治療有病率として29/10万と推定された[5]．

これらのことより，日本のNTM症罹患率（罹患者数），そして有病率（有病者率）は増加の一途をたどっていることは確実のように思われる．

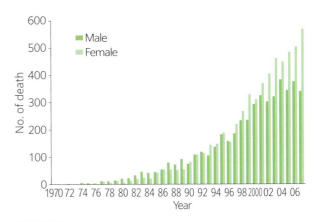

**図 0-2** NTMによる年間死亡者数（1970〜2007）

（森本耕三，岩井和郎，大森正子，ほか．日本の非結核性抗酸菌症死亡に関する統計的分析．結核 2011；**86**：547-52 より転載）

## 3. 性別，年齢別の罹患率

日本の肺NTM症の罹患率は，女性のほうが高く，加齢とともに上昇する．また，男女ともに40代以降に急激に増加し，全年代層で女性のほうが高率である（80歳以上の年齢層を除く）．NTM症が高齢女性に最近増えている病気であると言われるのはこのような事情を背景としている．

性別，年齢別構成については，複数の研究があるが，ここでは上に紹介したレセプトデータを用いた研究で提示されているものを示す．

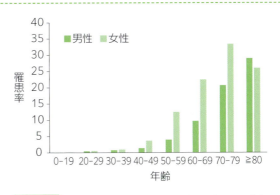

**図 0-3** 性別，年齢別に見た罹患率（2011年）

（Izumi K, Morimoto K, Hasegawa N, et al. Epidemiology of adults and children treated for nontuberculous mycobacterial pulmonary disease in Japan. *Ann Am Thorac Soc* 2019; **16**: 341-7 を基に作図）

## 4. なぜ近年，わが国で NTM 症が急増しているのか？

NTM は環境の常在菌であり，湿った場所（特に，河川，池，沼，水路）に広範に棲息している．また非常に長い歴史を持つ菌であり，その発生は人類より古いとされる．ちなみに結核菌は 3.5 万年前にこれらの抗酸菌から分かれて独立した菌種となったものである．すなわち人類はその発生からこの菌と共存してきたわけで，その間にこの菌に弱い個体は淘汰され，現在の人類はこの菌との共存に適した形質を保有していると考えられる．

そのような感染症がこの 20 年ほどで急増しているとすれば，その説明は，

①人の居住域内で菌の棲息環境が変化し，人がこれと接触することが増えた

②人の免疫が大きく変化し，感染，発症を起こしやすくなった

③診断技術の進歩により，潜在性の感染をより多く発見し，これを疾患として扱うようになった

の 3 つの可能性が考えられよう．以下で詳細に検討する．

### ①人の居住域内で菌の棲息環境

近年わが国でも居住環境の都市化が全国的な規模で急速に進行した．通常，都市化は土や河川など湿った環境を遠ざけるように働くので，人と抗酸菌との接触が以前より多くなったことは考えにくい（ただ，人工環境水，例えば浴室やシャワーヘッドに棲息している場合，エアロゾルを生じやすいので，感染機会を増すとの意見もある）．

また，園芸に用いられる土も感染源として重要との意見もある．しかし日本では古くから園芸は生活の楽しみとして広く行われていたわけで，現在は庭土との接触はその頃よりはずっと少なくなっていると考えられよう．したがってこの経路も現在の増加を説明できるものではない．

### ②人の免疫が変化した

NTM 症の発病には宿主免疫の関与が大きいことは定説となっている[6]が，それがここ 20 年で大きく変化したであろうか？

最近議論されている，発病しやすい因子（高齢，女性，痩せ型の体型，肺結核後遺症や肺気腫など肺の基礎病変，特殊な免疫不全）がこの短い期間に増加したとは考えにくい．肺の基礎疾患はむしろ着実に減少している．また，先天性免疫不全症の頻度が変わることもないだろう．

### ③検査技術，特に画像診断技術の進歩

近年，画像診断技術の進歩はめざましい．特に胸部画像の撮像システムはこの 20 〜 30 年で大きく変貌を遂げた．従来のフィルムは完全に姿を消し，デジタル画像が普及，それもこの 10 〜 20 年で最新の技術であるフラットパネル方式に置き換えられ，今や健診機関の多くがこの方式を導入している．この進歩により，フィルム時代とは比較にならないほど精細な高画質画像が安定して得られるようになった（このことは呼吸器内科医にはあまり意識されていない）．

その結果として，肺野の微細な粒状影（最近の健診発見の MAC 症はその形で

見つかることが多い）が検出されるようになり，その判定，指導に当たる医師の間にMAC症についての認知度，関心が高まる中で，CT検査に回されるようになった．その精密検査を担うCTも画質が急速に向上しつつあり，その読影も呼吸器専門医や放射線専門医が関与するようになった．以上は推測が混じっているが，胸部健診に40年間関わってきた筆者の実感である．

わが国は胸部X線健診が世界でも飛び抜けて高い率で行われている国で，また人口あたりのCTの設置台数も，2位のオーストラリア，3位の米国の2倍以上と，段違いに多い．

このようなわが国で，最近の進歩した撮像，読影技術により，従来は拾い上げられなかった潜在性のNTM感染が拾い出されて，疾患としてカウントされている可能性はきわめて高いと筆者は推測している．

以上まとめると，この20年で激変した因子としては，NTMの棲息する環境（との接触）が増えたことは考えにくく，また宿主要因が大きく悪化したわけでもなさそうで，やはり健診や医療現場で用いられる胸部画像検査の精度の飛躍的向上が増加の主因ではないかと考えている．

もちろん上に紹介したように「NTM症による死亡」と判定される例が年々増加しているという事実があるが，これも，死因判定に携わる医師の間での本症についての認知度の高まりが影響を与えている可能性は十分考えられる．

## 5. MACの潜在性感染率はどれくらいか？：MACの感染は実はヒトにおいて非常に広範に起こっている可能性

これを血清学的に調べた長谷川らのきわめて興味深い研究がある．東京都心の大学病院（総合病院であり，一般人よりも特にMACの接触が多いとは考えられない）の呼吸器疾患の既往のない健康な職員1,033人の協力を得て，血液の抗GPL IgG抗体（現在市販されているIgAではなく，彼らが独自に開発した技術）を用いて陽性率を検討した．その結果，これら大学病院職員のIgG抗体保有率（＝既往にMACとの免疫学的接触あり，すなわち過去もしくは現在の潜在性感染と考えられる）は，全年齢で7.6％，有意に女性において高く，特に50〜65歳の女性では20％弱と，非常に高率に認められた．この感染率は，男性では年齢と無関係，また男女ともBMIとは無関係であった．

この50〜65歳女性（n = 97）の感染率18.6％を人口10万人に当てはめると，18,600/10万となる．これをほぼ同時期に行われた有病率の研究と対比してみる．

わが国のレセプト資料を使用した研究[5]によれば，NTM症の治療有病率は，50代で50/10万，60代で87/10万である．50〜65歳の数値はないが，按分比例して70/10万とすると，上記大学病院の陽性率（感染既往 or 現在の潜在性感染）数値（有病率に対応すると考えられる）の約1/260である．

この数字を前提とすると，潜在性感染

は実は非常に広範に起こっていて（ある年齢層では現在発見，診断，治療されている患者数の200倍以上），潜在性感染者として存在しており，そのごく一部（0.4％）が発見され疾患として扱われている可能性が示唆される．もちろんこの研究は，nは少なく，IgG抗体の測定方法も一般化されたキットではないという限界はある．さらに大規模な調査研究が望まれる．

とすれば，胸部健診が広範に行われているわが国で，発見手段＝胸部画像撮影技術の飛躍的進歩に伴い，また画像を読影する医師の認知度が高まることにより，「患者」が多く見つけられている可能性は十分考えられる．

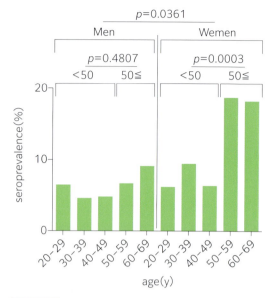

**図0-4** 抗GPL IgG抗体から見た健常人の潜在性MAC感染率

潜在性MAC感染は非常に多いことが示された．（Nishimura T, Fujita-Suzuki Y, Mori M, Hasegawa N, et al. Middle-aged to elderly women have a higher asymptomatic infection rate with *Mycobacterium avium* complex, regardless of body habitus. *Respirology* 2016; 21: 553-5 より転載）

―― 参考文献 ―― 疫学

1) 森本耕三．疫学：増加する肺非結核性抗酸菌症．長谷川直樹，朝倉崇徳，編．症例で学ぶ肺非結核性抗酸菌症．東京：医学書院，2020：3-11.
2) Namkoong H, Kurashima A, Morimoto K, et al. Epidemiology of pulmonary nontuberculous mycobacterial disease, Japan. *Emerg Infect Dis* 2016; 22: 1116-7.
   国内主要施設へのアンケート結果から見た罹患率
3) 森本耕三，岩井和郎，大森正子，ほか．日本の非結核性抗酸菌症死亡に関する統計的分析．結核 2011；86：547-52.
   日本の死亡統計
4) Harada K, Hagiya H, Funahashi T, et al. Trends in the nontuberculous mycobacterial disease mortality rate in Japan: a nationwide observational study, 1997-2016. *Clin Infect Dis* 2021; 73: e321-6.
   有病率の推計：死亡統計から
5) Izumi K, Morimoto K, Hasegawa N, et al. Epidemiology of adults and children treated for nontuberculous mycobacterial pulmonary disease in Japan. *Ann Am Thorac Soc* 2019; 16: 341-7.
   有病率の推計 レセプト解析から
6) Lake MA, Ambrose LR, Lipman MCI, et al. '"Why me, why now?" Using clinical immunology and epidemiology to explain who gets nontuberculous mycobacterial infection. *BMC Med* 2016; 14: 54.

7) Nishimura T, Fujita-Suzuki Y, Mori M, Hasegawa N, et al. Middle-aged to elderly women have a higher asymptomatic infection rate with *Mycobacterium avium* complex, regardless of body habitus. *Respirology* 2016; **21**: 553–5.
大学病院の健康な職員の抗体陽性率

## B NTM 症の経過：自然治癒率（菌自然陰転化率），治療介入を行った場合の経過，最終的な致死率（死亡率）はどれくらいか？

　結核菌は 3.5 万年前から地上に出現した．その結核は 30％余が無治療で治癒すると言われる．これは進化の過程で，この菌に強い個体が選別された結果と考えられる．NTM は結核菌よりさらに古く，人類はその誕生以来ずっとこの菌と共生してきたと考えられ，結核同様に免疫学的にこの菌と共生できる個体が選別されて今日に至っていると考えられ，そこから，NTM 症の経過は，結核同様，あるいはそれ以上に良好な例も多いのではないかと推測される．この問題については，近年，日本，そして日本に次いで患者の多い韓国の大規模施設から，主に MAC 症について多くの報告がある．

　なお，これらの報告を読む際に気を付けなければならないのは，施設の referral bias（紹介バイアス）である．周辺の医療機関から手に負えなくなった重症患者が紹介されてくる施設の治療成績は当然悪い．また，同一施設でも研究ごとに組み入れ基準が異なるので，論文を読むときはそこにも注意が必要である．

### 1. MAC 症と診断された全患者の経過（国内からの報告）

要旨：わが国の大規模施設からの報告によれば，MAC 症と診断され，その後経過観察もしくは治療された患者のうち，5 年死亡率は 22％，10 年死亡率は 47％であるが，多くは悪性腫瘍や肺炎によるもので，MAC 症それ自体の進展による死亡は 5 年で 5.4％，10 年で 15.7％と報告されている．

　MAC 症と診断された全患者の治療，観察を含めた経過については，わが国の大規模専門施設から，2012 年，2015 年と相次いで 600 ～ 800 例の規模で後ろ向き研究の結果が発表されている．この施設は関東のある地域の呼吸器疾患の中核病院であり，報告内容より，referral bias は低く信頼性は高いと判断される．

#### ①MAC 症全体について（2012 年の報告）
　1999 ～ 2005 年の間に診断された MAC 症患者 634 例が対象．NB 型 76％，FC 型 16％，両者の混合型が 4.7％．診断確定時の対応は，31％でただちに治療が開始され，69％で観察が行われた．平均 4.7 年の観察後，一部で治療が開始されたが，最終的には 59％で観察のみに終始した．この集団の年齢構成は 68.9 歳と高齢に偏っており，合併症も

多めであること（肺結核後遺症 18％，間質性肺炎 6.3％などと，肺の基礎疾患がやや多い）に注意が必要で，それが無治療の割合が多い原因の 1 つかと推察される．実際 5 年死亡率は 22％，10 年死亡率は 47％であった．しかしその死因の多くは他の疾患（悪性腫瘍，肺炎など）であり，MAC 症の進展による死亡は実は案外少なく，5.4％/5 年，15.7％/10 年であった．すなわち MAC 症の進展による死亡率は年率 1％程度であり，この数字はけっして高くはないと言えよう．

### ②NB型MAC症について（2015年の報告）

NB 型に限定した検討結果の報告．1999 ～ 2010 年に診断された 782 例．診断時に選択された対応は，観察のみが 80％で，最終的にも 69％が無治療であった．全死因による死亡は 27.4％であったが，そのうち MAC 症進展による死亡率は 2％/5 年，4.8％/10 年であった．MAC 症 NB 型に絞れば，年率 0.5％程度の死亡ということになる．

これらの報告からは単一施設の限界はあるが，MAC 症，特に NB 型に絞ると，そのうち積極的な治療を要する例は 30 ～ 40％である，ということになる．

現在，空洞のない MAC 症についてさえ早期診断・早期治療が言われているが，その根拠は示されていない．この施設の報告はそれとは正反対のことを示している．

## 2. MAC 症　無治療例の経過についての報告

要旨：
①多くの大規模施設からの報告で，MAC 症と診断された患者のうち 30 ～ 40％が無治療経過観察で対応可能であった．
②さらに，NB 型に限ると 60 ～ 70％が無治療で経過観察された．
③MAC 症全病型の 8 ～ 10％に無治療のままで菌の自然陰転化が起こり，さらに空洞のない NB 型 MAC 症に限定すると，15 ～ 20％に菌自然陰転化が起こった．

韓国は日本に次いで NTM 症，特に MAC 症が多く，それらの患者は少数の大規模医療施設に集中しており，それらの巨大施設には治療，無治療の予後について の質の高いデータが集積されている．それらの施設からさまざまな臨床研究が次々と報告されており，その一部として，無治療，観察に終始した患者の経過についても多くの報告が出ている．

### ① MAC 症（全病型）の自然史と菌自然陰転化率

1998 ～ 2011 年に診断された MAC 症患者 488 人（FC 型 35.2％，NB 型 56.0％，分類不能型 8.8％）のその後の経過を見たもの．この中，3 年間治療なしで対応 115 人（23.6％），その後も治療なし 93 人，そのうち 48 人の 9.8％で菌が自然陰転化した．16 人で死亡が起こったが，いずれも他の原因（間質性肺炎の進行，肺外の悪性腫瘍，肺癌，肺炎）によるもので，MAC 症による死亡

は 0％であった[3]．

また，空洞のない NB 型に限定すると，菌自然陰転化が 19.2％に見られたとの報告もある[4]．

## ② MAC 症（全病型）の自然史と菌自然陰転化率

2002 年以降に診断された MAC 症患者 1,456 人中，373 人が無治療，観察で対応され，その中 153 人が菌陰転化した（平均観察期間 48 か月）．全体の 10.5％に当たる．

さらに，最近予後を予知する指標として用いられることが多い BACES スコア（B：BMI＜18.5，A：年齢＞65，C：空洞あり， E：ESR＜15 ～ 20，S：性別男性；軽症：0 ～ 1，中等症 2 ～ 3，重症 4 ～ 5 とする）を用いて解析すると，軽症 48％，中等症 37％，重症 24％で菌の陰転化が見られた．かなり重い例でも菌の自然陰転化がありうることが示された[5]．

## 3. MAC 症 治療例の経過についての報告

要旨：MAC 症のうち，治療を要するものは 40 ～ 60％．治療によって 60 ～ 80％程度の菌陰性化が達成できるが，30 ～ 50％は再発する．NB 型に多い．

MAC 症に標準治療を行った場合のその後の経過については，多くの報告があるが，数字にはばらつきが多い．これは以下の理由による．

①いわゆる標準治療（CAM ＋ EB ＋ RFP）が十分な期間（菌陰転後 12 か月以上）投与された例のみが組み入れられており，何らかの理由（副作用など）でこのレジメンが継続できなかった例，治療が短期で終了した例などは除外されている．治療を開始した全例についてではない．

②治療効果の判定は，菌陰性が 12 か月以上続くことをもって行われることが多いが，12 か月目の菌陰性化率が用いられることもあり，一定しない．

2 つ紹介する．

## ① X 線病型別に見た治療成績

2000 ～ 2013 年に診断された MAC 症患者 1,329 人．単一施設としては最大級の報告で，標準治療が 1 年以上行われた 481 例（NB 型 58％，空洞を伴う NB 型 17％，FC 型 25％），菌陰性化が達成され 1 年以上持続した率は 84％．これを病型別に見ると，NB 型 88％，空洞あり NB 型 78％，FC 型 76％であった．これを見ると NB 型の治療成績がよいのは当然として，空洞のある 2 型においてもコントロール良好率は意外に良好であることがわかる．

この報告で重要なことは，29％で再発が起こり（一般には，22 ～ 50％に起こると言われる．再発については第 6 章参照），これを病型別に解析すると，NB 型で 33％に，FC 型で 16％と，NB 型のほうが再発率が高いことである．これは他の報告にも共通している．

これは意外と感じる人もあるだろうが，第 6 章で詳しく見るように，再発は

その多くが外来性再感染によるもので，NB 型は気管支拡張症という構造改変が起こっているのでそこに再吸入，定着，再発が多いためと理解される．

## ②メタ解析

2017 年，全世界の報告を集めたもの．16 報告，1,462 例．

成功率 60 %（NB 型に限定すると 66%），脱落 16%，重い副作用 6.4%．

---

### ——参考文献—— 無治療，あるいは治療後の経過

1) Hayashi M, Takayanagi N, Kanauchi T, et al. Prognostic factors of 634 HIV-negative patients with *Mycobacterium avium* complex lung disease. *Am J Respir Crit Care Med* 2012; **185**: 575–83.
  国内大規模施設からの報告．MAC 症全体

2) Gochi M, Takayanagi N, Kanauchi T, et al. Retrospective study of the predictors of mortality and radiographic deterioration in 782 patients with nodular/bronchiectatic *Mycobacterium avium* complex lung disease. *BMJ Open* 2015; **5**: e008058.
  国内大規模施設からの報告．NB 型 MAC 症に限定

3) Hwang JA, Kim S, Jo KW, et al. Natural history of *Mycobacterium avium* complex lung disease in untreated patients with stable course. *Eur Respir* J 2017; **49**: 1600537.
  韓国ソウル峨山病院，MAC 症全体．自然治癒率 9.8%

4) Kwon BS, Lee JH, Koh Y, et al. The natural history of non-cavitary nodular bronchiectatic *Mycobacterium avium* complex lung disease. *Respir Med* 2019; **150**: 45–50.
  韓国ソウル峨山病院，空洞のない NB 型 MAC 症．自然治癒率 20%

5) Kim BG, Yu JY, Jhun BW. Spontaneous cultural conversion rate of *Mycobacterium avium* complex pulmonary disease based on BACES severity. *J Clin Med* 2023; **12**: 7125.
  韓国サムスン・ソウル病院，重症度別の解析（BACES スコア別に検討したもの）．自然治癒率 10.5%

6) Koh WJ, Moon SM, Kim SY, et al. Outcomes of *Mycobacterium avium* complex lung disease based on clinical phenotype. *Eur Respir* J 2017; **50**: 1602503.
  韓国サムスン・ソウル病院，初回治療例の治療成績，X 線病型別の解析

7) Kim BG, Jhun BW, Kim H, et al. Treatment outcomes of *Mycobacterium avium* complex pulmonary disease according to disease severity. *Sci Rep* 2022; **12**: 1970.
  韓国サムスン・ソウル病院，初回治療例の治療成績，重症度別の解析

8) Kwak N, Park J, Kim E, et al. Treatment outcomes of *Mycobacterium avium* complex lung disease: a systematic review and meta-analysis. *Clin Infect Dis* 2017; **65**: 1077–84.
  MAC 症治療の成績，システマティック・レビューとメタ解析

# MAC 症の多彩な病像
## —免疫の視点からの解析

NTM 症の臨床病型については，画像所見に基づいた分類が内外で広く行われている．

**表 1-1** 肺 NTM 症の画像病型分類（筆者試案を含む）

|  | type | 頻度 |
| --- | --- | --- |
| 1 | 結節・気管支拡張型（nodular/bronchiectatic type） | 90% |
| 2 | 線維空洞型（fibrocavitary type） | 10%> |
| 3 | 孤立結節型（solitary nodule type） | まれ |
| 4 | 過敏性肺炎型（hypersensitivity like disease） | まれ |
| 5 | 全身播種型（disseminated type） | まれ |
| 6（筆者試案） | 肺炎型（pneumonia type） | 時々あり |

この臨床病型分類は以下，MAC 症症例を検討するうえでも基本となるので，しっかり押さえておきたい．

しかしこの分類には大きな問題がある．

これは診断時点での病型であるが，ごく初期の段階でこの病型に収まらない像が出てくることはしばしば経験される．また，診断後の経過（治療あるいは経過観察）中にも同様の問題が起こる．

筆者は，第 6 の病型として，肺炎型の存在を主張したいと思う．後に述べるが，1 〜 5 は診断時の病型であるのに対して，この肺炎型は，初診時にもありうるが，多く経過中一過性に出現し，これを制御できるかどうかが治療の大きな課題だからである．この意義については本章で詳しく述べたい．

### MAC 症の病像の多彩さ，幅広いスペクトラムをどう理解するか

MAC 症には，きわめて緩慢にしか進行しない例から，急速に進行し，肺を広く破壊し死に至る例まで幅広いスペクトラムがある．

本章では，緩慢な経過の極を成す例と，反対に急速進展した例の2症例を提示し，この問題を考える．

## 症例提示

### 症例 1-1 ほぼ無治療で 26 年間観察，わずかしか進展しなかった MAC 症．初診時 64 歳，現在 90 歳の女性

　胸部異常陰影で 1996 年紹介初診．症状としては数年前から咳が少々ある程度．気管支鏡検査にて洗浄液から *M. avium* PCR 陽性，培養陽性の所見を得て MAC 症と診断し，CAM ＋ EB ＋ RFP で治療開始，しかし消化器系の副作用が多く治療は難航したが，なんとか 1 年間の治療を完了した．

　その後外来でフォローを続けていたが，診断後 6 年目の 2002 年，画像所見の悪化と微量排菌があり，CAM ＋ EB 3 か月間の化療を行い（初回の副作用の強さからそれ以上の治療を本人が望まず），その後再び経過観察となった．その後も咳などの症状がある場合は一般菌による気道炎症を考え GRNX の短期間の内服を処方，その都度改善を得ていた．CT 所見は一部増悪，一部改善を繰り返したが，大部分の期間ほぼ無症状であった．2019 年（23 年目）および 2021 年（25 年目），やや強い画像上の悪化，拡大があり，それぞれ CAM ＋ EB で 3 か月間の化療を行ったが，基本的には観察に終始した．

　現在 90 歳を超えたが非常に元気であり，活発に日常生活を送っている．肺機能の若干の低下〔VC は，2.28L（107％）から 1.61L（83.4％）〕が認められるが，労作時息切れなどはない．

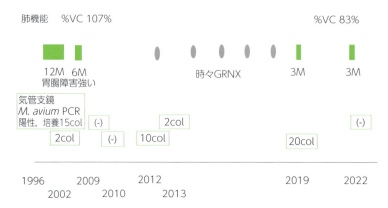

**図 1-1** 症例 1-1 の全経過

　時々画像上悪化，菌陽性となり，短期間（3〜6 か月間）の治療を 4 回行った．しかしその間も含めて症状はない．化学療法は消化器系の副作用が強く本人希望せず，最初を除き 26 年間ほぼ無治療で観察した．肺機能の低下はわずかであり，26 年間 QOL は一貫してきわめて良好．

## 症例解説

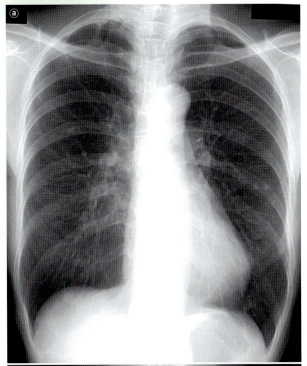
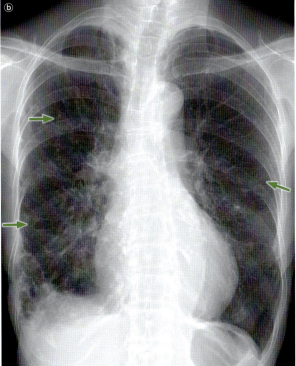

**図1-2** 胸部単純X線写真の推移(26年間)

a) 初診時

b) 26年後，直近の胸部単純X線写真

b) では，主に両中～下肺野に網状影，結節影が増加しているが（濃緑矢印），注目すべきは肺の容積低下がわずかであることで，新たに加わった病変は肺に大きな破壊，縮小をわずかしか起こしていないことがわかる．

# 症例解説

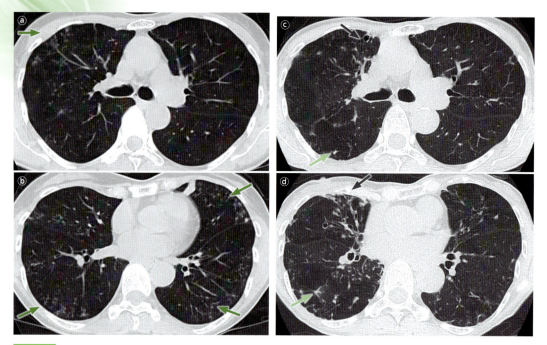

**図1-3** CT所見の推移

　CTでは，初診時（a, b）には両肺野に散布性粒状影がほぼ全区域にわたって存在していたが（濃緑矢印），26年後（c, d）にはそれらはほとんど消失し，瘢痕を思わせる少数の結節影に置き換わっている（薄緑矢印）．また気管支拡張の所見が出てきている（黒矢印）．しかし肺の破壊，縮小はわずかである．

## 症例のまとめ

　本例は，当初化療を試みたものの，強い消化器系の副作用で患者がそれ以上の治療を希望せず，結果として26年間，ほぼ無治療で経過を見たが，ほとんど進展しなかったものである．

　MAC症の中には，本例のように，ほとんど治療なしでも穏やかな状態が続き，長期間にわたってきわめて緩慢にしか進行しない例があることはこれまでも言及されてきたが，症例に即しての詳しい検討は行われていない．しかしこのような例はけっしてまれではない．0章で紹介したようにMAC症 NB型の経過はしばしばきわめて緩慢であり，全例の約10%もしくはそれ以上に自然治癒が起こるとの報告が相次いでいる．

# 症例提示

## 症例 1-2 強力な治療にもかかわらず急速に進展，広範な肺の破壊が起こり，巨大空洞が形成され，あらゆる治療努力にもかかわらず全経過4年で死に至った初診時69歳の女性

2001年11月にRA発症，SASP 1,000mg/日で関節症状は安定していた．

2011年8月から咳，痰，息切れが出現し，前医受診．右上葉優位の多発浸潤影が認められ，喀痰から *M. avium* が検出され，肺MAC症と診断された．早速RFP＋CAM＋LVFXで治療が開始されたが，増悪傾向は続き，KMなどの薬物の追加，増量でようやく症状は安定した．しかし8か月後，聴力障害のためKMを中止した頃から，画像所見の悪化，炎症反応の上昇が認められ，激しい咳，痰，食思不振，体重減少（－8kg）があり，るい痩高度となり，治療開始後2年，2013年11月当科紹介，入院となった．検痰では，抗酸菌塗抹2＋（G3相当），*M. avium* PCR陽性，培養20colであった．

入院後，化療をCAM＋EB＋STFXとし，SM吸入（2回/週）も加えた．しかし食思不振，栄養状態不良が改善せず，これらは持続する炎症のためと判断．炎症鎮静目的で，mPSL 125mg×3日を2コース投与したところ症状は大きく改善し，体重も1kg増加．以後外来治療となった．CRP 3前後と炎症は持続していたが，それ以上の肺の悪化は阻止でき，全身状態も維持できていた．途中一般細菌の混合感染が起こったが，外来での抗菌薬（＋mPSL 125mg）のDIVを行い，化療は継続しつつ，通院治療を続けた．

9か月後，炎症値が上昇，倦怠感も強く再入院となった．検痰では抗酸菌塗抹＋（G2相当），今回も *M. avium* であり，一般菌は有意なものは検出されなかった．なお，薬剤感受性検査ではCAMなどの治療薬物に耐性は見られなかった．抗菌薬だけでは解熱せず，mPSLのDIV投与を加えようやく炎症は鎮静した．病態は抗酸菌に対する過剰免疫応答と思われた．2015年6月，再び悪化．CRP 13，検痰で抗酸菌塗抹陽性（G4相当）であったが，本人の希望で地元の前医に転院となり，4か月後に同院で死亡された．診断からの全経過4年4か月であった．

症例解説

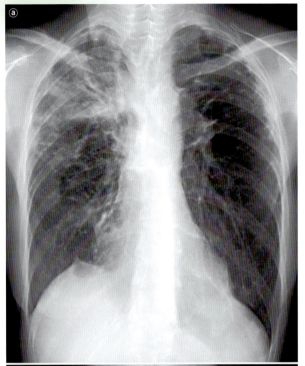
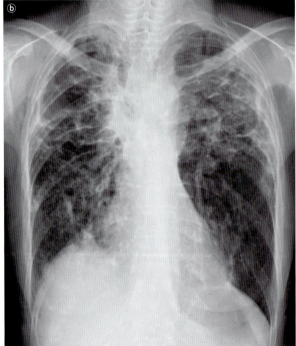

図1-4 胸部単純X線写真の推移（4年間）

a) 前医初診時（2011年7月）：右上葉に広範な浸潤影があり，右肺は縮小している．

b) 当院最終受診時（2015年6月）：右上葉は巨大空洞となり，左にも空洞が形成され，両肺の容積は著しく減少している．

症例
解説

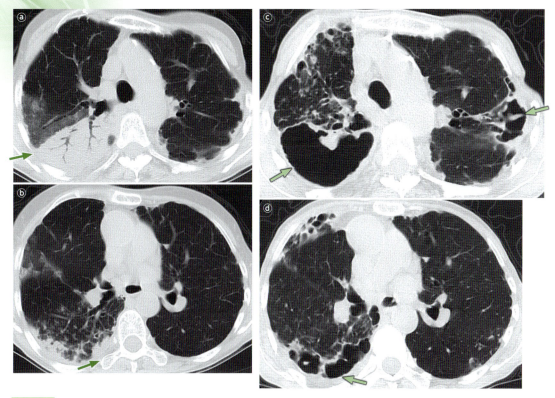

**図1-5** CT所見の推移

a, b) 前医治療開始時：右 $S^2$, $S^6$ に広範な浸潤影が形成されている（濃緑矢印）.

c, d) 当院初診時：先に浸潤影のあった部に巨大な空洞が形成されている（薄緑矢印）. 結核症でよく知られた乾酪性肺炎からの空洞形成と同じ機序と思われる.

## 症例のまとめ

　本例は，適切な化学療法にもかかわらず（菌は一貫して *M. avium* で，使用薬物はすべて感性であった），炎症が持続し，肺の病変はまず浸潤影が生じ，やがてその部位に空洞形成を起こすというプロセスを反復し，病変は拡大する一方であった．これは結核においてしばしば見られる乾酪性肺炎からの空洞化と同じ機序と推定される．乾酪壊死・軟化融解は宿主免疫の強い応答によって起こることが知られている．本例は基礎にRAがあり（適切に管理されていた），それに関連するなんらかの過剰免疫応答があったと考えざるを得ない．実際，抗菌薬と併用した少量のステロイドのDIV投与が炎症の鎮静に有効で，肺の破壊もいったん停止した．

　本例のような激烈な経過をたどる例は，基礎疾患を持たない例においても報告されているが，その免疫学的実態についての検討，報告はほとんどない．

　なお，本例の初発時の画像所見（図1-5a, b）はFC型とは言えない．線維化の要素がほとんどないからである．筆者の言う「肺炎型」がふさわしい．

MACは基本的には弱毒菌であり（結核菌よりさらに弱毒と言われる）*，病像はそれに対する宿主の免疫応答で決まる．これは弱毒菌感染症一般に言えることで，例えば，COVID-19の場合は，微生物側の因子（毒力；オミクロン変異の前後で大きく変わった）の要素もあったが，宿主因子（糖尿病，肥満など）の要因が大きく，大部分の感染者では無症状〜軽微な症状であったが，それら基礎疾患のある例では免疫の激烈な発動（サイトカインストーム）を起こし重篤化した．重症化例の治療には，強力な免疫抑制治療（ステロイド，バリシチニブなど）が必要であった．

同様のことは多くの感染症について言えることであり，MAC症もその例外ではない．

ここに提示した2例から，宿主の免疫応答が穏やかな場合は，症例1-1のような肉芽腫形成を主とする緩慢な経過がもたらされ，激烈である場合は症例1-2のような化学療法のみでは制御できない激しい破壊性の炎症がもたらされると，おおよそ考えられる．

MAC症はさまざまな経過を取るが，個々の患者について，画像所見などを参考にその時点での病態＝宿主の免疫応答を評価し，この2症例を両極端とするスペクトラムの中のどこかに位置づけることにより，的確な対応が可能となる．

次にこれらの多彩な病像を引き起こす，菌と宿主免疫との関係を詳しく見ていこう．

## ● MAC症の肺病変の形成機序：免疫学的にどこまでわかっているか？

MAC症の肺病変の形成機序については，免疫学的な研究はさまざまに行われているが，いずれも微視的であり，広い視野に立って俯瞰した研究はきわめて少ない．岩井ら，藤田らの一連の病理学的研究がその中では貴重なものである．

まず隣接する疾患として，十分に研究が蓄積され，現在も研究が進んでいる結核症を見ていく．

###  1　結核症についてわかっていること

結核菌は外毒素を持たない比較的弱毒の菌であり，肺結核症の病像は菌と宿主との複雑な免疫応答で形成される．

結核症における肺および全身の病変の形成機序は，過去数十年の研究で病理学的にあるいは免疫学的に精緻に解明されてきた．その最も早い時期の研究として，わが国の山村は1950年代に，結核症では空洞形成が宿主の好中球によって引き起こされることを明らかにした．その後も世界中で，最新の免疫学的手法を用いた検討が今も続いている．1950年頃，病理学的見地から

---

＊　MACにおいては，強毒菌の存在はまれに確認されてはいるものの一部であり，大部分は弱毒菌と考えられている．文献1参照．

わが国の研究を集大成した岩崎龍郎は，肉芽腫性病変と浸出性病変の2つが病態を見るうえで重要であり，肉芽腫が主である場合はmoderateな免疫応答であり，一方浸出性病変が広範囲に起こる場合は，宿主はhyperallergicであると述べている．

　肉芽腫については現代の免疫学でも研究が進んでおり，CD4$^+$T細胞が中心となり，INF-γ，TNFαなどのサイトカインが関与するTh-1型の免疫学的プロセスであることが精細に解明されてきた．この肉芽腫形成はマクロファージでは貪食しきれなかった結核菌を包み込むプロセスで，ここで感染はいったん制御される．

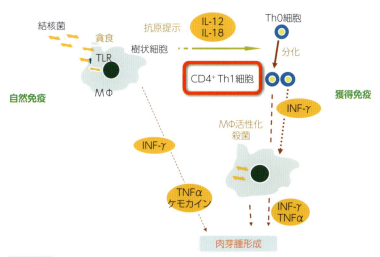

**図1-6** 肉芽腫形成の免疫学（TB）

　大まかに言って，この肉芽腫形成だけなら，宿主にさほどダメージは与えない．その後に軟化融解→空洞形成が起こると，その空洞が菌発育の母地となり，新たな浸出性病変を形成する．それがそのまま進行すると，組織を破壊し，宿主の肺を荒廃させていく．この破壊過程の免疫学的研究は，肉芽腫過程に比べて遅れており，未だ研究の蓄積は十分ではないが，MMP-1，IL-17，IL-1β，TNFαなどのサイトカイン，ケモカイン，細胞としては好中球が関与すると考えられている．最新の研究成果に基づいたシェーマを図に示した．

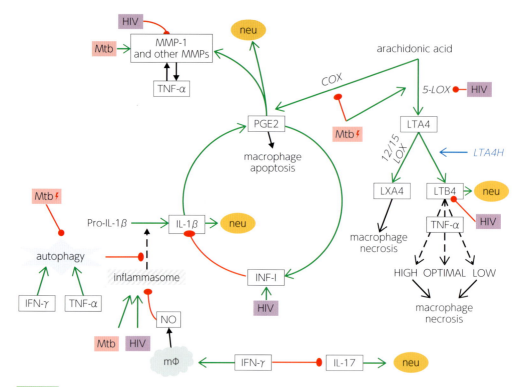

**図 1-7** 肺の破壊に関わる炎症細胞，サイトカイン，メディエーター　最新の知見（TB）

(Stek C, Allwood B, Walker N, et al. The immune mechanisms of lung parenchymal damage in tuberculosis and the role of host-directed therapy. *Front Microbiol* 2018; **9**: 2603 より転載．CC-BY 4.0)

## 2　MAC症についてはどこまでわかっているか？

　MAC症については，その形成機序についての免疫学的研究は，未だ研究そのものが少なく，十分に展開されていないのが現状である．

　米国の抗酸菌症の研究家の第一人者であるGriffithは，UpToDate（updated: Feb 15, 2023）において，［NTM症の肺病変の形成機序についてはあまりよくわかっていない．しかし宿主の免疫応答がこの病原菌を封じ込めたり殺したりすることに有効に関与している．結核の病態形成とはきわめて類似しているものと考えられている］と述べている．

　わが国ではこの問題は，病理学の見地から一定程度研究されている．わが国のNTM症研究の集大成である書籍『非結核性抗酸菌症の基礎と臨床』の中で，病理を担当した岩井和郎がその研究成果を要約している．また同年発行の書籍『画像と病理から学ぶ結核・非結核性抗酸菌症』でも詳説している．

　まず*M. avium*と結核菌は，両者ともにミコール酸を多量に含む厚い細胞壁を持ち，菌体化学成分から見てもその間に画然とした違いは見出しがたいとしている．すなわち菌側の因子はきわめて類似しているとの認識である．

次に，病理学的研究の成果を踏まえて MAC 症の病像を要約し，結核症ときわめて類似しているとしながらも，相違点もあるとし，その最大の違いは，MAC 症においては肉芽腫形成が主体であり，浸出性病変は少ない点にあると述べている．

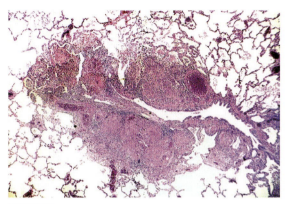

図1-8　肉芽腫形成
MAC 症の基本病型．結核でも高率に見られる．

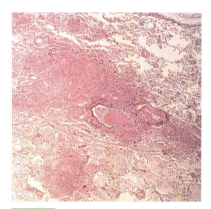

図1-9　浸出性病変
結核ではしばしば見られるが，MAC 症では比較的まれ．

現在の MAC 症の分類病型には，この後者，浸出型（画像的には肺炎様）が入っていない．MAC 症においても浸出性病変は，第2例に見るように一定頻度存在し，そこから空洞が形成され，結核症と同様，そこが菌の培地となり，菌の増殖を来し，さらなる悪化への道をたどることに繋がるので，きわめて重要である．筆者は6番目の病型として「肺炎型」を入れるべきだと考えている（本章冒頭）が，その理由は以上のようである．

このように，MAC 症患者の病態をこれまでの抗酸菌症の免疫学が明らかにしている2つの応答パターン，「肉芽腫型＝穏やかな免疫応答」「浸出型・空洞形成＝激しい，破壊性の免疫応答」として分けていくと，暗中模索が続いている MAC 症の診療に座標軸が見えてくる．

この2つの病態は，現代のわれわれは，病理標本を採取せずとも HRCT を通じて把握することができる．HRCT 所見としては，肉芽腫型は境界の明瞭な結節影，粒状影として，浸出型は浸出影もしくは結節影の周りの滲み（すりガラス影）として表現される．その把握から臨床の対応を理論的に構築できる．

本書では，CT 所見を基に，病理像を意識しつつ，前者を「肉芽腫型」，後者を「浸出型」の語で呼んでいく．本書を理解していただくためのキーワードとなろう．

以下に，肉芽腫型，浸出型の典型例をそれぞれ示す．

## 症例提示

### 症例 1-3 【肉芽腫型の典型例】
2回の短期化療のみで12年経過，自然退縮に向かった初診時68歳，女性

健診で異常影を発見された．症状はない．

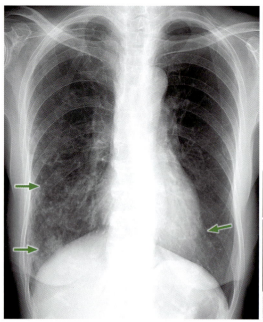

**図 1-10** 単純 X 線写真

右中～下肺野に大小の結節影が散布性に見られる．左下肺野でも心臓の裏に同様の所見が見られる（濃緑矢印）．

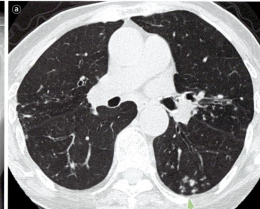

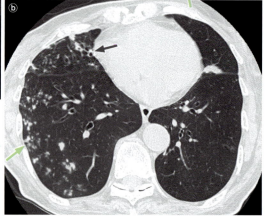

**図 1-11** CT

a) 左下葉に数個の結節が整然と配置して認められる．

b) 右下葉にも同様に胸膜沿いに大小の結節が多数認められる（薄緑矢印）．いずれの結節も境界は鮮明であり，小葉中心性の分布であることから，終末細気管支レベルに形成された肉芽腫と推定される．なお，中葉には気管支拡張症の所見が見られる（黒矢印）．

典型的な NB 型である．これらの結節影はほとんどすべてが無治療で縮小～消失した．

本症例は，消化器系の副作用が強く化療を長期続けることができず，3か月を1回，6か月を1回のみである．結果的に長期（12年）経過観察となったが，非常に緩慢な経過を取り，最終的にはこれらの陰影は自然退縮した．本例は，第3章で治療薬物・期間の考え方を取り扱う中で再掲する．

## 症例提示

### 症例 1-4 【浸出型の典型例】
肺炎型で発症，ステロイドの併用が速やかな治癒をもたらした65歳，女性．基礎にRAあり

25年来のRAで治療中．2週間前より咳，息切れ，微熱が出現．胸部X線写真上両肺に広範に肺炎様陰影を認め入院となった．抗酸菌塗抹＋，*M. avium* PCR陽性，培養も陽性．同時に緑膿菌が検出された．

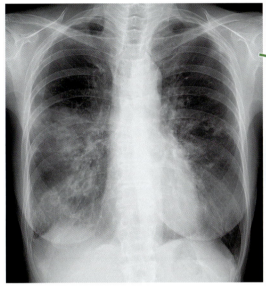

**図1-12** 単純X線写真

右中〜下肺野に肺門を中心に扇形に広がる浸潤影，その周囲のすりガラス影が見られる．左肺野にも同様の初見．

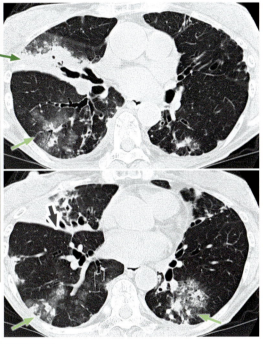

**図1-13** CT

中葉に気管支拡張とその周囲の浸潤影（濃緑矢印），また両下葉に小浸潤影を中心としたすりガラス影を認める（薄緑矢印）．すりガラス影は，比較的新しい炎症であることを示す．一見，細菌性肺炎様である．中葉の気管支拡張症はコンソリデーションと容積縮小を伴い（黒矢印），一定期間先行していたものと思われる．この画像からは細菌性肺炎との区別は難しい．

本症例は第12章RAに合併するMAC症で再説するが，細菌性肺炎はその後の経過で否定され，MACに対する強い免疫応答により浸出性の反応が起こり，このような画像所見を呈したと考えられた．一般抗菌薬はまったく無効で，遅れて開始した抗酸菌の化学療法でも陰影の改善が得られず，ステロイドを短期間併用（mPSL 250mg，3日間）したところその後はきわめて順調な経過で改善した．その後再発はない．このような肺炎型を呈するMAC症については，症例報告がいくつもある．

## 解説

### 現行の臨床病型（画像分類）を掘り下げる

　これまで紹介した病理学・病態学的知識を基に，まず現行の臨床病型（画像分類）を再検討する．
　NB 型（nodular/bronchiectatic type）とは，散在する nodule と，気管支拡張症（bronchiectasis）が併存する状態を言う．nodule は，病理学的には菌の散布により形成された肉芽腫である．気管支拡張症がなぜ併存するかについては第 10 章で詳述するが，2 通りの機序が想定されており，先行病変として存在し，MAC 症の定着，拡大の母地となる，との説と，MAC 病変が気管支に沿って進展し，気道壁を破壊するため起こるという説がある．
　FC 型（fibrocavitary type）は，結核ではあまり見られず，MAC 症に多いが，境界の明瞭な空洞がなぜ形成されるのかについては説明がやや困難である．以前は陳旧性肺結核の遺残空洞，気管支拡張症，気腫性嚢胞などで定着，発育するためと説明されたが，最近はそれらの先行病変を見ることは少なく，しかし依然として一定の頻度（10％以下）を占め，別の説明が必要である．
　肉芽腫（あるいはその融合したもの）の内部に乾酪壊死，軟化融解，そして空洞形成が起こるが，その病変の外縁では活発に線維化が進行し，その結果，境界鮮明な空洞壁を形成するとの報告がある．すなわち活発な炎症が起こりながら，その周囲では線維化＝封じ込め機転が働いているという 2 面的性格を有する．
　これは結核においても見られるが，MAC 症でより顕著に見られる．なお MAC 症の空洞の特徴として空洞壁が薄く，周囲の粒状散布が少ないといった特徴が指摘されている．

### MAC 症の免疫学的病態

　本章半ばで，結核との類比から，想定される MAC 症の免疫学的動態をスケッチしたが，わが国では藤田らの一連の取り組みがあるので，それを紹介しつつ，筆者の考えを述べたい．
　藤田らは，岩崎が結核においてまとめたコンセプト（浸出性と肉芽腫性とは免疫学的機序が大きく異なる）を念頭に置きつつ，外科的に切除された MAC 症の肺の綿密な病理学的検討を行った．画像上肺炎型を呈した症例では，強い浸出性病変と，一部肉芽腫があり，その中に多数の炎症細胞浸潤が見られた．空洞例でもその内腔は同様の所見だった．一方，画像上結節影，粒状影を主とした肺では，多数の大小の肉芽腫，あるいはそれらが融合したものが見られ，炎症細胞浸潤は少なかった．各タイプの菌量を免疫組織化学的手法で調べると，浸出性病変の部や空洞内壁では多数の抗酸菌が見られる一方，増殖性病変では肉芽腫の中にごくわずか認められるのみであった．菌量については BAL を用いた別の研究があり，浸潤影の部からは，結節影の部に比し多量の抗酸菌が回収液の中に見出されたと報告されている．
　これらの結果を踏まえ，藤田らは，肺炎様＝浸出性病変（空洞も含む）の例について「感染型」，結節影＝肉芽腫形成が主である型について「宿主反応型」と呼称することを提案している．

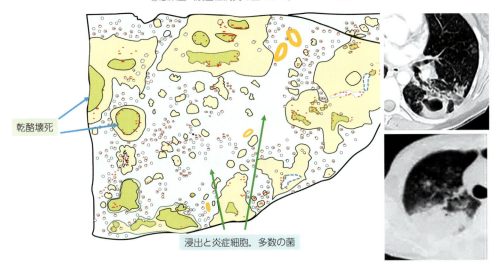

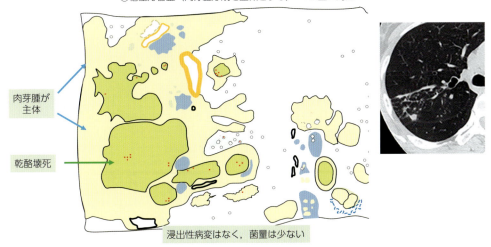

図1-14 MAC症の病理像
a) 浸出を主とする像
b) 肉芽腫を主とする像

(藤田次郎. 肺非結核性抗酸菌症の多彩な臨床・病理像:肉芽腫形成の視点から. 日サ会誌 2019;**39**:11-17 より改変転載)

　他に類を見ない優れた研究であるが,完全には同意できない部分もある.筆者は浸出型と空洞型を一緒に論じるのは MAC 症の実態に合わないと考える.浸出型から空洞が生じてくることもあるが,多くの FC 型では通常浸出影は見られないからである.また感染型,宿主反応型という名称も一読わかりにくい.

　しかし,浸出型では菌量が多く,炎症細胞浸潤も多い,肉芽腫型では菌量は少なく,炎症細胞も少ないという2群に分けた証明を行ったことは MAC 症の分野で世界唯一と言えるもので,非常に説得力が強い.意見の相違は名称の問題だけだと考える.

したがって，改めて本書では「肉芽腫型」と「浸出型」との語を用いる．その頻度としては前者が圧倒的に多く，穏やかな経過に繋がるが，後者では菌は多く，炎症は激しく，それらとの厳しい戦いを要する．なお，空洞については第4章で詳しく論じるが，その成立機転は何通りかあり，すべてが予後不良というわけではないとここでひとまず言っておきたい．

## 追補

65歳，男性．症状は咳のみ，発熱はない．CTで左上葉に鮮明な境界を持った不整形の病変がある．浸潤影やすりガラス影はない．したがって肺炎型とは言えない．しかし結節と言うには広く，何と呼ぶべきだろうか？

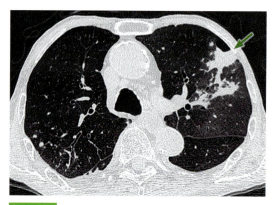

**図1-15** CT

ヒントとして，画像上見られるこの病変の直線的な境界は，小葉単位で病気が起こっているためではないだろうか？

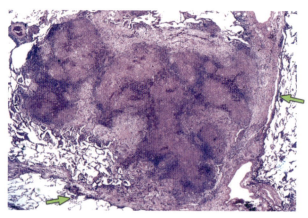

**図1-16** 病理学的には肉芽腫性肺炎（別症例）
炎症性に肥厚した小葉間隔壁（矢印）で境された塊状の集合性肉芽腫病変．肉芽腫間のリンパ球浸潤が著明である．

このような陰影（不整形で地図状，鮮明な境界を持つ）は，MAC 症ではしばしば遭遇する．病理学的には肉芽腫性肺炎と呼ばれる事態で，小葉の中を多数の肉芽腫がぎっしりと埋めている状態である．別症例の病理像を図 1-16 に示す．すなわち，本書の分類で言えば肉芽腫型である．

—参考文献—

**病変形成の機序**

1) Kikuchi T, Watanabe A, Gomi K, et al. Association between mycobacterial genotypes and disease progression in *Mycobacterium avium* pulmonary infection. *Thorax* 2009; **64**: 901–7.

2) 岩崎龍郎. 第 5 章 肺結核症の発病と進展. 改訂結核の病理. 東京：結核予防会，1997；97–8.

3) Stek C, Allwood B, Walker NF, et al. The immune mechanisms of lung parenchymal damage in tuberculosis and the role of host-directed therapy. *Front Microbiol* 2018; **9**: 2603.

4) 岩井和郎，蛇澤晶，奥村昌夫. 非結核性抗酸菌症の病理学. 藤田次郎ほか，編. 非結核性抗酸菌症の基礎と臨床. 東京：医薬ジャーナル社，2015：578–99.

5) 藤田次郎. 肺非結核性抗酸菌症の多彩な臨床・病理像：肉芽腫形成の視点から. 日サ会誌 2019；**39**：11–17

6) Fujita J, Ohtsuki Y, Shigeto E, et al. Pathological findings of bronchiectases caused by *Mycobacterium avium intracellulare* complex. *Respir Med* 2003; **97**: 933–8.

7) 岩井和郎. 非結核性抗酸菌症の病理. 徳田均，氏田万寿夫，岩井和郎，編著. 画像と病理から学ぶ結核・非結核性抗酸菌症. 東京：克誠堂出版，2016：126–31.

8) 氏田万寿夫. 肺抗酸菌症 -2　非結核性抗酸菌症. 村田喜代史，他監. 胸部の CT（第 4 版）. 東京：メディカル・サイエンス・インターナショナル，2018：407–21.

**肺炎型の症例報告**

9) Okuzumi S, Minematsu N, Sasaki M, et al. Pulmonary *Mycobacterium avium* infection demonstrating unusual lobar caseous pneumonia. *Respirol Case Rep* 2016; **5**: e00176.

10) Waller EA, Roy A, Brumble L, et al. The expanding spectrum of *Mycobacterium avium* complex-associated pulmonary disease. *Chest* 2006; **130**: 1234–41.

**MAC 症の病態―病理学的，免疫学的研究**

11) 藤田次郎，比嘉太，建山正男. 肺 MAC 症の病態. 日内会誌 2007；**96**：151–6.

# 治療開始時期
## —治療はただちに始めるべきか，当面経過観察でよいのか？

　MAC 症の治療は診断後ただちに始めるべきか，無症状者では経過観察でよいのか？

　これについては，内外のガイドラインには，診断即治療を要するものではないとし，個々の症例でさまざまな因子を考慮して決めるべきである，として，それらの因子が列挙されている．しかしそれらの因子は今一つ具体性に欠け，患者，特に無症状の患者を前にした多くの医師が悩むところである．

　国際ガイドラインでは，空洞例，塗抹陽性例では早期の治療開始が推奨されている．しかしこの国際ガイドラインは，有症状例のみを MAC 症とすることが前提となっている．

　無症状者をも包含するわが国のガイドライン『見解—2023』は，2020 年の国際ガイドラインを引用しつつ，「抗酸菌塗抹陽性，有空洞例などには直ちに治療を開始することを推奨するが，一方わが国で多い，健診，偶然発見例は，たいてい NB 型で，症状はなく，喀痰塗抹は陰性であり，このような軽症例では治療開始すべきかどうかは，注意深い観察を前提に個別に検討する」としている．

　先の自然史でも触れ，あるいは第 9 章でも示すように，自然治癒例も少なくないこと，また一定期間観察後増悪し，そこから治療を開始した場合でも，その予後はけっして不良ではないことなど，MAC 症の自然史が非常に多様であることからこのような曖昧な表現になっているものと思われるが，しかしこれでは臨床医は迷うばかりである．これは従来 MAC 症の自然史，その多様さについての具体的な情報が共有されることが少なかったことが障害となっている．

　1 つ強調しておきたいのは，これらのガイドラインの一部に見られるような，早期発見，早期治療がよい予後をもたらすという表現は，まったくエビデンスがないどころか，臨床の実態にもそぐわないということである．

　さて，診断のついた患者を前にして，いくつかの因子を踏まえて個別に考える，として，具体的には何を重視すればよいのであろうか．

　筆者は，画像所見（HRCT 所見）が大いに役立つことを強調したい．

　無症状健診発見例などに見られる，画像上病変の大部分が，結節影，粒状影である（肉芽腫型）場合はまずは観察でよい（第 1 章参照）．宿主免疫が抗酸菌と穏やかな共存関係にあることが示唆されるからである．

　一方，画像上，病変が浸出影である，あるいは主に結節，粒状影であってもその周囲に浸出の要素がある場合（浸出型）は，急速な進行のリスクがあるので，早めに手を打つべきである．

　この画像所見の 2 つの型に着目しつつ，以下に症例を提示したい．

## 症例提示

### 症例 2-1 診断後ただちに治療開始，その後10年間まったく再発のないNB型症例．初診時44歳，女性

頑固な咳が続き（食事，睡眠も支障が出るほど），前医（大学病院）受診．CTで右肺野に広範な粒状影，結節影を認め，気管支鏡検査で *M. avium* PCR陽性，喀痰からも *M. avium* PCR陽性2回，これらよりMAC症と診断，2013年3月からRFP＋CAM＋EB 3剤で化学療法が開始された．以後排菌はなく，14か月で継続か否かの判断が必要となった．

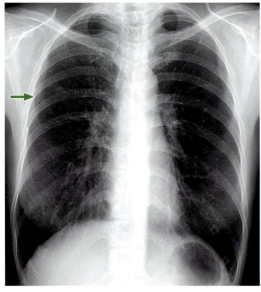

**図 2-1** 初診時の腹部単純X線写真

右中肺野に結節影，粒状影の集簇を認める（濃緑矢印）．

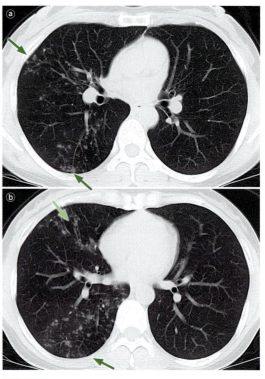

**図 2-2** 治療開始時（2013年5月）のCT（前医）

a) 中葉，右下葉に広範に散布性の粒状影，結節影があり（濃緑矢印），b) 右中葉に気管支の拡張がある（薄緑矢印），典型的なNB型である．

前医では中葉に空洞があるので化学療法は継続したほうがよいと言われたが，セカンドオピニオンを求めて，2014年7月当院を受診した．

# 症例解説

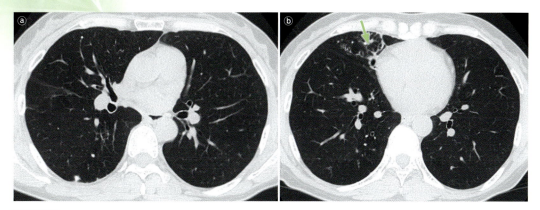

**図 2-3** 当院初診時（2014年7月）のCT
a) 前医初診時の粒状影，結節影はほとんど消失している．
b) 中葉の気管支拡張症があり，特に $B^5$ 気管支は拡張し，壁が肥厚している（薄緑矢印）（前医での「空洞がある」との判断は，この所見を読み誤ったものと思われる）．

当院での繰り返しての検痰で抗酸菌は陰性で，化療は終了とし，経過観察とした．
受診後9年間，3か月に1度経過を観察しているが，まったく再発はない．医師の勧めで毎日5,000歩のウォーキングを日課としている．

## 症例のまとめ

本例は，前医で診断後ただちに治療が行われ，14か月で終了．以後9年間再発は見られていない．診断後ただちに治療開始となったその判断は，①辛い頑固な症状（咳）があった，②菌がPCRで陽性（1度は気管支鏡，他の2回は検痰），うち1回で培養陽性，③CT上，広範囲に散布が見られる（右 $S^2$，$S^5$，$S^6$，$S^9$，$S^{10}$　計5区域，一側肺の1/3以上）などから妥当であろう．その後の経過は良好であった．

さてこの例の提起するもう一つの問題は，治療をさらに延長するか否かについての判断である．前医でCT画像の読みとして空洞ありとされたのは，中葉の気管支拡張をそう誤認したと思われるが，きちんと読影すればこの区別は容易である．
本例の治療後の予後は非常に良好だったが，その一因として，菌の再吸入，定着を許す気管支，肺の構造改変が最少であったこと，また後に詳述するが，ウォーキングという regular and moderate physical exercise を実践していることが挙げられる．

## 症例提示

### 症例 2-2
当初安定しているので観察としたＮＢ型症例．5年後増悪し治療開始，1年間の化学療法で以後安定を得ている例．初診時64歳，女性

　2005年に血痰があり，初診．気管支拡張症と診断，咳，血痰などの増悪時に抗菌薬を処方してきた．2006年，喀血があり，CT上陰影の悪化があり，気管支鏡検査で *M. avium* PCR（＋），培養5col．ここでMAC症と診断したがTFLXで症状は落ち着いたのでそのまま観察とした．その後も3～6か月ごとに観察していた．4年後，同様の所見があったが，ここでも症状がないので，観察とした．

　5年後の2010年，陰影がさらに増大し，検痰で菌陽性（培養10col）であり，ここで初めて化学療法の適応と考え，1年間CAM＋EBを投与した．

## 症例解説

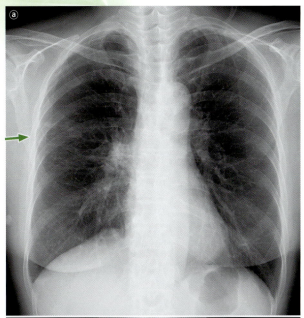
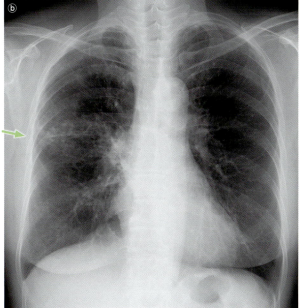

図 2-4　MAC 症と診断したとき（a）と，治療を開始した5年後（b）の単純 X 線写真

　a）2005 年では右の中肺野に小結節影，粒状影の集簇が見られる（濃緑矢印）．

　b）2010 年ではそれらの陰影の範囲が拡大してきている（薄緑矢印）．

症例解説

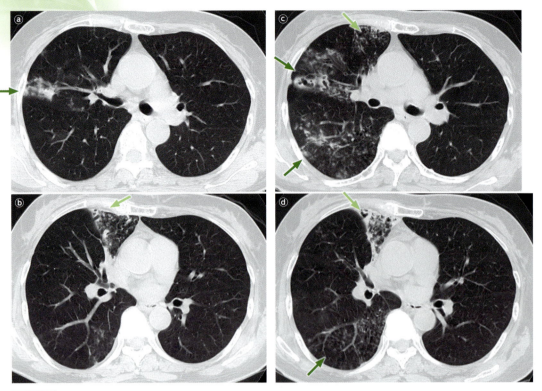

**図 2-5** CTの推移

　初診時（2005年）では，a) 右上葉 $S^2$ の末梢に結節影，粒状影があり（濃緑矢印），b) $S^3$ の陰影内には末梢気道の拡張（薄緑矢印）が見られる．

　5年後（2010年），治療開始時のCTでは，c) 上葉の粒状影が大幅に増加，d) 下葉 $S^6$ にも小葉中心性の粒状影が多数出現してきている（濃緑矢印）．これらの粒状影は輪郭がぼやけており新しい病変と推定される．右 $S^3$ には気管支拡張症が進行している（薄緑矢印）．

## 症例のまとめ

　MAC症 NB型と診断されたが，当初症状はほとんどなく，画像上も広がりは狭く，空洞もないことから，しばらく観察を続けた．2年に1度ほど，陰影の拡大と菌微量陽性があったが，観察を続行した．5年後，画像上の悪化が広範に見られ，排菌も陽性であったので治療に踏み切った（この頃，夫の介護でストレスが多く疲労していた．これが悪化の一因である可能性がある）．

　1年2か月の化療後，検痰での菌の陰性化と画像の改善を認めて治療を終了した．その後のCTで大幅な改善が確認されており，その後の経過も良好であった．

　なお，本症例は11年後に異なる菌種で再発（再感染）したが，その後の経過も良好であった．「第6章 再発」の章で再説．

## 症例提示

症例 **2-3** 診断後ただちに治療を開始したが予後不良だった FC 型. 72 歳, 女性

　1998 年頃から気管支拡張症として外来通院中であった. 咳, 痰の悪化時は, その都度抗菌薬が処方され, 治まっていた.

　2004 年 8 月　喀痰から *M. avium* が検出され, 培養陽性, MAC 症と診断. CAM ＋ RFP ＋ EB の化学療法が開始された. しかし 9 か月後, 夫の重い病気の介護のため治療から脱落, 来院せず, 近医 (開業医) に通院, CAM 単独の長期投与を受けていた. 近医では胸部 X 線写真の撮影は行われていなかった.

　2008 年 2 月頃より 38℃ 前後の発熱が出没するようになり, 食欲が減退し, 2kg の体重減少があった. 当院を再受診, ただちに入院となった. 体重 36kg とるい痩高度, 血液検査では Alb 2.4 と低栄養状態, CRP 5 と炎症反応高値, ただちに化学療法 (RFP ＋ CAM ＋ EB) を再開した. しかし治療反応性は不良で, 混合感染もあり, 化学療法に加えて一般抗菌薬の DIV 投与を繰り返した (計 7 回入院). 胃腸障害が強く最初のレジメンが服薬できず, また RBT, MFLX などを試みたがやはり服用できず, 肺病変の悪化, 全身状態の衰弱が続き, 2011 年 4 月死亡された. 全経過 7 年.

## 症例解説

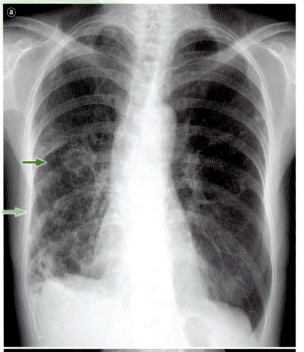

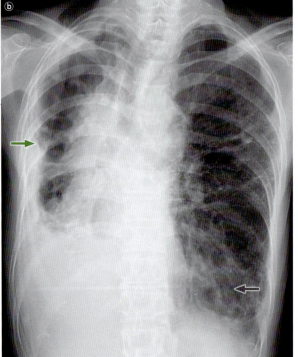

**図2-6** 単純X線写真の推移

a）治療開始時（2005年）では，右の中，下肺野に壁の厚い空洞が見られ（濃緑矢印），その周囲に結節影，小浸潤影が多発している（薄緑矢印）．右横隔膜は上昇，右肺の容積は縮小しており，すでにある程度時間の経った病変であることを窺わせる．

b）死去の4か月前（2010年）では，右肺は空洞が巨大化し，肺の破壊が進み，荒蕪肺となっている．左肺にも散布性の結節影が見られ（黒矢印），病変の拡大を示している．

## 症例解説

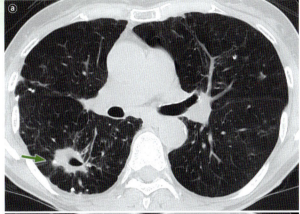
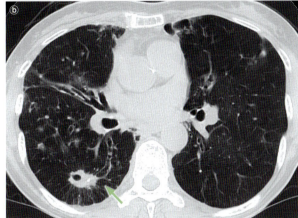
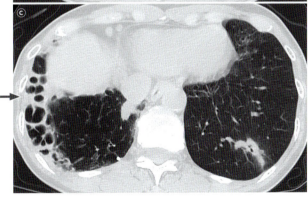

**図 2-7** CT の推移：再治療開始時

a）右 $S^6$ に空洞性病変があり，その輪郭は鮮明で，線維性の硬化が推定される（濃緑矢印）．FC 型の典型である．

b）周りの血管，気管支等が引き込まれており（薄緑矢印），強い収縮を窺わせる．大きな肉芽腫性病変がまずあり，線維化を伴って収縮し，その内部に空洞化が生じたものと思われる．

c）では右肺底部に胸膜に沿って帯状のコンソリデーションがあり，ここは比較的新しい病変（浸出性）と思われるが，その内部に多発性に空洞が生じている（黒矢印）．空洞の一部は分岐するなど不整形であり，末梢気管支が破壊性に拡張したものと思われる．

これらの所見より，本例は治療開始前からのやや時間の経った空洞性病変とそこからの菌の散布で起こったと思われる新鮮な病変が混在しており，強い病勢が推定される．

症例解説

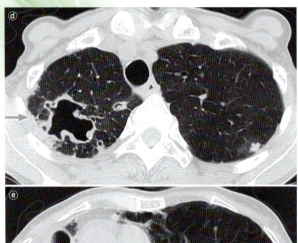

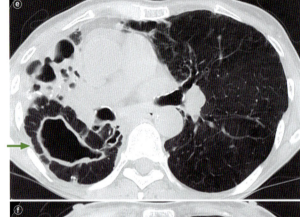

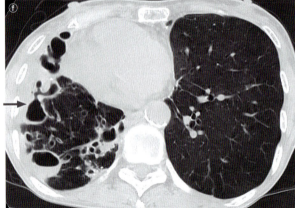

図 2-8　CT の推移：死の 1 年前

d) 右上葉にも巨大な空洞が出現しており，その内腔はいびつで，複数の空洞が融合したことを推定させる（灰矢印）．

e) 右下葉の空洞はさらに巨大化し，周囲肺を巻き込んでいる（濃緑矢印）．右肺の容積が縮小しているのはこのためである．空洞の外壁は鮮明であり，病変周囲では線維化が常に進行していることを示す．

f) 右肺底部の胸膜沿い，コンソリデーションだった部分はいくつかの大小の空洞（比較的新しい）となっている（黒矢印）．これらが融合すると，d) e) のような不整形の空洞になる．

## 症例のまとめ

　本例では初発時，境界鮮明な空洞が形成されており，FC 型の典型例である．ただちに治療が開始されたが，その後間もなく家族が重い病にかかり，その看護で 3 年にわたって治療から脱落したことがこのような不良の予後に繋がった．高齢女性にとって，しばしば家族（夫，両親）の介護は大変なストレスであり，それが免疫を低下させ，MAC 症の経過に悪影響を与えることはしばしば経験されるところである．この問題は後の章で詳述する．

　再治療開始時，るい痩，低栄養など悪条件が重なり，再開された治療も重い胃腸障害で継続できず，その中で空洞はますます拡大，そこからの菌の拡大散布が続き，次々と病変が形成され，右肺が荒廃していった．FC 型の予後不良例の典型的な経過だった．

## 症例提示

### 症例 2-4　呼吸器症状で受診, 単発空洞が認められたが, 診断が確定せぬまま6か月フォロー, 空洞の拡大を見て治療開始（FC型）, その後良好な経過を取っている49歳, 男性

16年前にMAC症との診断でCAM＋EB＋RFPで1年間治療されたとのことであるが, 詳細は不明. 2016年, 長引く咳, 痰（無色）を主訴に受診.

CTで右上葉に単発空洞を認めたが, 検痰では, 塗抹陰性, *M. avium* PCR陽性, 培養は1度のみ陽性, 診断が確定せず, 月1回のフォローを続けた.

6か月後のCTで空洞の拡大を認め, 菌検査で培養も陽性となったため, MAC症FC型と診断, CAM＋EBで治療を開始した.

## 症例解説

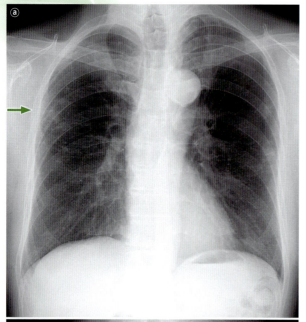
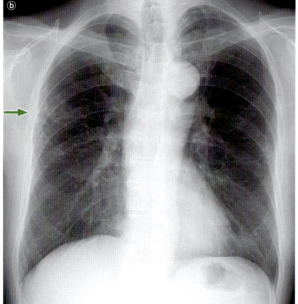

**図 2-9** 胸部単純 X 線写真

a）初診時（2016 年）：右上肺野に空洞とその周囲の結節影を認める（濃緑矢印）．

b）6 か月後（2017 年）：陰影は若干拡大している．

## 症例解説

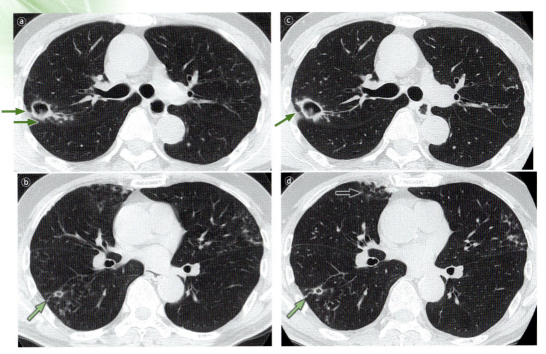

図2-10　CT所見の推移

a）初診時（2016年）：右 $S^2$ に 2cm 大の空洞とその周囲の散布性粒状影がある（濃緑矢印）．b） $S^6$ にも小空洞と周囲の粒状影（薄緑矢印）を認める．

c）6か月後（2017年）：右 $S^2$ の空洞はわずかだが増大（濃緑矢印），d） $S^6$ の空洞も明瞭化している．その他，右 $S^5$ には気管支拡張が始まっている（黒矢印）．

これも FC 型の典型例．

6か月後に薬剤感受性検査で CAM 耐性が疑われ，CAM を中止し，RBT ＋ EB として続行，14か月で菌陰性を十分確認のうえ治療を終了した．その後はきわめて安定した経過で，初診から7年間観察を続けているが再発はない．

趣味は登山で，再発防止のためにも積極的に奨励し，実行してきた．

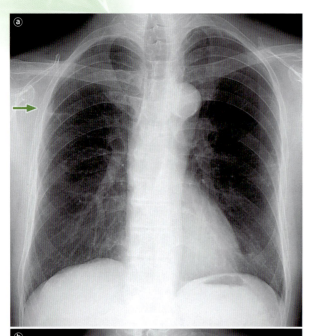
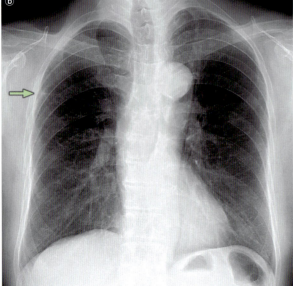

**図 2-11** 胸部単純 X 線写真（続き）

a）治療終了時（2018 年）：右上葉の病変は縮小（濃緑矢印）.

b）4 年後（2022 年）：同部は瘢痕化（薄緑矢印）.

## 症例解説

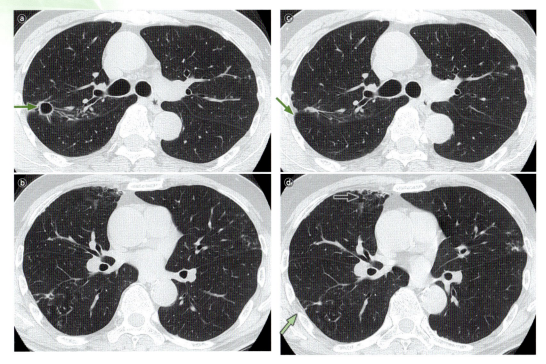

**図 2-12** CT所見の推移（続き）

a, b) 2018年．c, d) 2022年．

$S^2$，$S^6$の空洞は着実に縮小，2022年では空洞は閉鎖し瘢痕化している（濃緑矢印）．右$S^5$の気管支拡張も進展はしていない（黒矢印）．

## ▎症例のまとめ

本症例はFC型のMAC症であり，内外のガイドラインではただちに治療を開始することが推奨されている．この例では菌所見が揃わぬため，診断，そして治療開始が初診後6か月となった．しかし，さらなる悪条件，CAM耐性をも乗り越えて，14か月で治療を終了，空洞の閉鎖を得ることができた．その後も再発は見られていない．

同じFC型で，症例2-3はただちに治療を開始したにもかかわらず予後不良だった．一方症例2-4は6か月の観察期間をおいての治療だったが，予後は良好だった．なぜこのような違いがあるのだろうか？

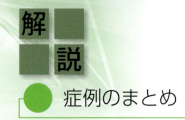

## 症例のまとめ

　症例2-1，2-2では，NB型で，ただちに治療を開始した例と，数か月の観察後に悪化が見られ治療を開始した症例の2例を提示した．いずれも治療効果は良好で，その後の経過も良好であった．しばらく経過を観察（watchful waiting）しても予後には影響しないとの報告が多数あり，ほぼ定説となっているが，これは，当初観察となるような例は，菌と宿主免疫との間に平衡が保たれており，進行が緩慢だからであると筆者は考える．

　症例2-3，2-4はFC型で，対照的な経過を取った．この差は何だろうか？　菌は同じ *M. avium* であるから，宿主の要因が大きいだろう．その宿主要因として，症例2-3は，高齢で，また発病後すぐに起こった家族の重病の看護のために慢性疲労状態が続いていた．自分の病気のための病院通いもできないまま3年を空費した．症例2-4は登山を愛好する元気な中年男性で，健康状態は非常に良好であった．菌量も，症例2-3では多く，症例2-4では少なかった（そのために当初確定診断できなかった）．

　症例2-4からは，画像がFC型であっても，なんらかの事情で（本例では菌が診断基準を満たさず確定診断できなかった）場合，とりあえず観察することは許されることを示唆している．MAC症の空洞は，急速に進むこともあるが，進行が緩慢もしくは安定，もしくは治癒する場合も少なくないので，患者ごとに柔軟に対処するよう心がけたい．これは注意深い観察で十分見極め可能である．

## 解説

　MAC症の治療開始時期については，ガイドラインでも歯切れの悪い言葉が並んでおり，実際に患者を目の前にしたとき，臨床医は大いに迷うところである．

　『学会診療マニュアル』のフローチャートを以下に示す．

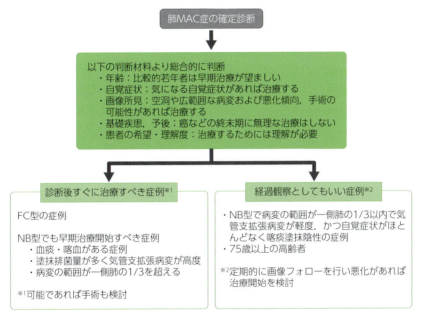

**図 2-13** 肺 MAC 症治療開始時期の考え方フローチャート

(日本結核病学会，編．非結核性抗酸菌症診療マニュアル．東京：医学書院，2015 年より転載)

　しかし，どの項目もエビデンスに基づいたものではない[*1]．

　これらのガイドライン，診療手引きを参照し，以下，治療を積極的に考慮する因子を私なりにまとめてみた．初回，これらの因子がない場合はひとまず観察の対象としてよいと考える．

**表 2-1** 肺 MAC 症で治療を積極的に考慮すべき因子（筆者試案）

| |
|---|
| ①呼吸器症状：咳(軽いものは除く)，黄〜緑色痰，血痰 |
| ②全身症状：微熱，食欲減退，体重減少，BMI 低値，低栄養，貧血，糖尿病など |
| ③検査所見：塗抹で多めの菌量，臨床検査値：CRP 持続陽性，血沈高値 |
| ④画像所見（単純）：過去の写真との対比での悪化傾向 |
| ⑤画像所見（CT）：新病変（広範囲の）の出現，空洞（壁の厚い，周囲に散布を伴う）がある，病変の広がりが一側肺の 1/3 以上 |

---

[*1] なお，上記フローチャートには，比較的若年者について，「早期治療が望ましい」との記述もあるが，根拠は示されていない．章冒頭にも述べたように，これは正しくない．若年者に限らず，無〜軽症のMAC症の大部分は，まず経過を観察するのでよい（watchful waiting，次頁の本文を参照）．そのまま安定が続き，進行しない例，あるいは自然消退する例は少なくない（第9章参照）．進行，増悪が見られた場合はそれから治療するのでよい．

実臨床の場ではどうだろうか？　わが国でも最大級規模の抗酸菌症の診療体制を持つ埼玉県立循環器・呼吸器病センターでは，1999〜2010年までの12年間に新たに診断された肺MAC症782例の後方視的検討で，初診時，80％がまずは観察に回されるとしている．その後，観察中に悪化が起こり治療が開始されるのは31％，残り69％はずっと観察のままで終始したと報告している．また，最近韓国から出た大規模な報告（サムスン医療センター）では，原則空洞のない場合はwatchful waitingが行われ，そのうち最終的には治療に入った712例のNTM症（MAC 77%，他は*M. abscessus*症など）について，観察期間（1.3か月〜20.8か月，中間値4.8か月）と治療成績（菌の陰転化）との間に相関は見られなかったとし，watchful waitingは妥当な戦略であるとしている。実はこの研究では，この他に，観察を続け結局治療を行わなかった例が403例あるので，それを加味すると，watchful waitingで済む例はさらに多く，過半の例で観察のみでよい結果であったということを示している．その他，大規模施設からの報告を総合すると，40〜60％がまずは経過観察となり，そのうち2〜5年のうちに，50％前後が，増悪のために治療開始となるが，待機期間の長短は予後とは相関しないと言えるだろう．

## 画像所見をどう役立てるか？

　第1章で述べたように，MAC症病変の活動性は，画像から（その背後にある病理，病態を通して）かなりの程度判断できる．
　個々の病変が，境界が鮮明な粒状影，結節影（肉芽腫型）である場合，ほとんどの例で観察を続けてよい．そのまま自然治癒していく例も多々経験される．そのような例は，悪化した場合も，主に粒状影，結節影の増加が主所見であり（肉芽腫型），症状としても軽度の咳，痰程度である．発熱などの全身症状を伴うことは少ない．すなわち菌と宿主の免疫応答は安定的に営まれていると考えられ，悪化してからの化学療法で十分制御しうる．症例2-1と2-2がそれに該当する．
　画像上，気管支拡張症が進行することはよく見られるが，これは気管支壁（粘膜下）に沿ってMACが引き起こす破壊性の炎症に由来する．MAC症では高率に見られ，必ずしも全体の経過を反映しない．これ自体は予後不良因子とはいえず，それを理由に治療を継続する必要はない．ただし，気管支拡張症として，悪化（主に細菌性）を起こすことはありえるし，MACの再感染が起こりやすいので，定期的に観察すべきことはもちろんである（「第10章　MAC症と気管支拡張症」参照）．
　浸潤影（浸出型）や大きめの空洞が見られる場合は，ただちに治療すべきである．このような例では，宿主の免疫が低下もしくは不安定になっているので，急速に進行するおそれがあり，ただちに介入する必要がある．通常の化学療法に加えて，全身面への配慮（栄養，適度な運動，ストレスの有無を尋ね，あれば極力それを軽減できるよう配慮，指導する，など）も必要である．

## 空洞の扱い方

FC型の場合，ただちに治療を開始するとどのガイドラインにも記述されている．しかしMAC症においては，空洞あり，即，FC型，ではない．

予後のよい空洞と，進展の危険がある空洞とがある．第4章で詳述する．

CT所見で，内径が小さく（1cm以下），壁が薄く，周囲に散布性粒状影を伴わない場合は，予後はよく，短かめの化学療法もしくは時に無治療で縮小，消失する可能性がある．しばらく経過観察しても予後不良とはならない（症例2-4）．内径が大きく，壁が厚く，周囲に散布性粒状影がある場合，これはFC型であり，放置すると進展する危険がある（症例2-3）．周囲にコンソリデーションを伴う空洞はきわめて危険である．

治療開始はHRCTで空洞および周囲の性状を解析し，上記の条件に注目，それに加えて症状の有無，かつ排菌量の多寡などを総合して決めるべきである．

また，しばしば見られる誤りとして，気管支末端の拡張を空洞と判断してしまうことがある．MAC症において，局所的な気管支拡張（特に胸膜直下）はよく見られ，これはHRCTで上下を確認すれば容易にわかることであるが，案外知られていない．このような一見空洞に見まがう局所的な気管支拡張例の治療予後はけっして不良ではない．

次に典型例を示す（第4章でも再掲）．

## 症例提示

### 症例 2-5 空洞と間違えやすい所見：嚢胞状気管支拡張症

　64歳，女性．M. avium が3度，M. abscessus が1度，いずれも培養で陽性となっているが，化療は最初の6か月のみでほぼ無治療で観察に終始している（18年間）．咳，痰などの辛い症状，肺機能の低下はまったくなく，明るく健康的な毎日を送っている．

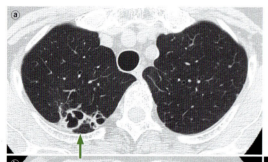

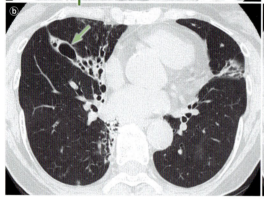 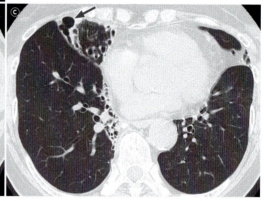

**図 2-14** 18年経過した直近の CT

　a）の肺尖のスライスではあたかも空洞のように見えるが，b）c）に見られるのと同様にすべて末梢気管支の嚢胞状拡張である．これはスライスを上下にたどれば容易に判別できる．これをけっして空洞と誤認してはならない．

　嚢胞状気管支拡張症は空洞と異なり，そこが菌の増殖，さらには散布の源となることはほとんどない．ただし，外来性の抗酸菌や真菌の侵入，定着に曝されやすい．本例の M. avium, M. abscessus もそのような形での一過性の定着であったと思われる．

　このような HRCT を用いた空洞の解析，鑑別については，第4章で詳説する．

## ―参考文献―

### 国際ガイドライン

1) Daley CL, Iaccarino JM, Lange C, et al. Treatment of nontuberculous mycobacterial pulmonary disease: an official ATS/ERS/ESCMID/IDSA clinical practice guideline. *Clin Infect Dis* 2020; **71**: e1–e36.

### 学会診療マニュアル

2) 小川賢二. 肺 MAC 症の治療. 日本結核病学会, 編. 非結核性抗酸菌症診療マニュアル. 東京：医学書院, 2015：76-88.

### 見解―2023

3) 日本結核・非結核性抗酸菌症病学会 非結核性抗酸菌症対策委員会, 日本呼吸器学会 感染症・結核学術部会. 成人肺非結核性抗酸菌症化学療法に関する見解：2023 年改訂. 結核 2013；**98**：177-87.

### MAC 症 NB 型 782 例の長期経過と予後（日本）

4) Gochi M, Takayanagi N, Kanauchi T, et al. Retrospective study of the predictors of mortality and radiographic deterioration in 782 patients with nodular/bronchiectatic *Mycobacterium avium* complex lung disease. *BMJ Open* 2015; **5**: e008058.

### "watchful waiting" 戦略は正しい

5) Im Y, Hwang NY, Kim K, et al. Impact of time between diagnosis and treatment for nontuberculous mycobacterial pulmonary disease on culture conversion and all-cause mortality. *Chest* 2022; **161**: 1192–200.

### BACES score と予後. 1 割は自然治癒（韓国）

6) Kim BG, Yu JY, Jhun BW. Spontaneous cultural conversion rate of *Mycobacterium avium* complex pulmonary disease based on BACES severity. *J Clin Med* 2023; **12**: 7125.

### 空洞のない NB 型 NTM 症の自然史（韓国）

7) Moon SM, Jhun BW, Baek SY, et al. Long-term natural history of non-cavitary nodular bronchiectatic nontuberculous mycobacterial pulmonary disease. *Respir Med* 2019; **151**: 1–7.

### MAC 症の自然史（韓国）

8) Hwang JA, Kim S, Jo KW, et al. Natural history of *Mycobacterium avium* complex lung disease in untreated patients with stable course. *Eur Respir* J 2017; **49**: 1600537.

### 空洞の CT 所見とその後の進行性

9) Oshitani Y, Kitada S, Edahiro R, et al. Characteristic chest CT findings for progressive cavities in *Mycobacterium avium* complex pulmonary disease: a retrospective cohort study. *Respir Res* 2020; **21**: 10.

# MAC症の治療：
# レジメン，治療期間

　MAC症の初回治療については，従来「標準治療」として，RFP，CAM，EBの3剤（必要に応じてさらにアミノグリコシドを加える）を菌陰性化後1年間以上続けることが，国内外のガイドライン（『国際ガイドライン』，『学会診療マニュアル』，『見解―2023』）で推奨されている．

　しかし，これらのガイドラインにも記されているように，このレジメンについては，他のレジメン，あるいは無治療で観察した場合とを比較・検討した前向き臨床研究RCTは行われていない．すなわちエビデンスがあるとは言えない[*1]．

　このレジメンは，AIDS患者という，細胞性免疫が極度に低下した患者におけるMAC症治療の研究を通してその有効性が確認されたものであり，細胞性免疫に異常のない一般人についての検討はほとんど行われていない．すでに述べてきたように，一般人におけるMAC症の病像形成，進展には宿主の細胞性免疫が大きな役割を果たすので，この違いは重大であり，AIDS患者の研究成果をそのまま持ち込むべきではない．

　また，初回治療は菌陰性化後1年という治療期間についても，実はエビデンスはない．

　さらに，再治療となった場合，そのレジメン，治療期間についてはまったく研究がなく，各医師の裁量に任されている．

　以下，これらの問題を個別に考察する．

---

*1　国際ガイドラインp. 11には，NTM症治療の「Summary of the Evidence」として，以下に述べる薬物治療の効果（生存期間，QOL）については，無治療観察と比較したRCTは行われていない．治療の副作用，高い治療費，QOLに及ぼす治療効果の不確実性，低い治癒率，そして高い確率で起こる再感染などと秤に掛ける必要がある．治療は無治療観察に比べて生存期間を延長するとの確証は得られていない，と明記されている．

## 初回標準治療のレジメンの妥当性

　この「標準治療」のレジメンにおいてCAM（or AZM）がMAC症治療のキードラッグであることについては完全なコンセンサスが成立している．問題は，アミノグリコシドとRFPである．

　アミノグリコシドは，SM，KM，AMKの3者が用いられてきたが，現在推奨されているのはAMKのみである．いずれも投与経路は注射しかなく外来での長期継続は困難である．また耳鳴り，聴力低下などの第8神経障害も少なくない．最近AMKの吸入製剤が市販されるようになったが，咳，気管支痙攣，発声困難などの副作用が高頻度で，高い薬価も障害となってか普及していない．また長期予後などを含めたリアルワールドでの治療成績も蓄積は不十分である．

　RFPについては一層問題が多い．少なからぬ頻度で急性肝障害，強い発熱を伴う過敏反応，胃腸障害，汎血球減少が起こる．

　最大の問題は，肝臓のCYP酵素を介した薬物相互作用であり，多くの薬物の血中濃度を下げ，あるいは時に上げる．最も重大なのは，MAC症治療のキードラッグであるCAMの血中濃度を1/6～1/10に下げることで（いくつもの研究が一致して示している），このため折角の化学療法の効果を大いに減殺することが考えられる．また膠原病，RAなどの難治性疾患の病状制御に不可欠のステロイド，カルシニューリン阻害薬の血中濃度を大きく下げることが知られており，これら難病の病状制御を乱すおそれがある．

　RFPを含むレジメンと含まないレジメンとを比較して行われたRCTは，現在までにわが国のMiwaらのものが世界で唯一のものである．その研究では，RFP＋CAM＋EBの3剤治療と，CAM＋EBの2剤での治療での前向き比較が行われた（合計119例）．その結果，菌陰性化率を比較すると，この両レジメンの間に差はなかった（むしろ2剤治療のほうがよい傾向があったが，有意差ではない）．

　この研究では，同時に一部の例においてCAMの投与後6時間までの血中濃度測定が行われた．その結果，RFP併用群において，CAMの血中濃度は，RFP非投与群に比べ，1/8程度にまで低下していた．これでは，CAMを800mg服用させても，100mgしか投与しないのと同じことになるわけである．

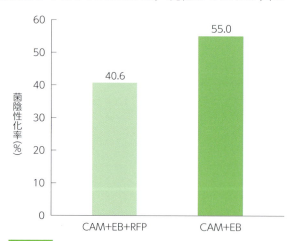

図3-1　標準治療（3剤併用）からRFPを抜いた2剤併用療法でも菌陰性化率は変わらない

(Miwa S, Shirai M, Toyoshima M, et al. Efficacy of clarithromycin and ethambutol for *Mycobacterium avium* complex pulmonary disease. A preliminary study. *Ann Am Thorac Soc* 2014; 11: 23-9を基に作成)

治療成績がむしろ悪い傾向であったのも頷ける．

また，一般に慢性感染症の長期治療において，多剤併用のほうが耐性菌は発生しにくいと言われる．2剤治療では耐性菌が発生しやすいとの懸念が持たれる．次の研究では，その検討が行われた．

驚くべきことに，3剤併用のほうがむしろ耐性菌出現率は高い傾向であった（有意差なし）．しかしこれはよく考えれば不思議でもなんでもない．RFP併用可ではキードラッグCAMを100mgしか投与していないと同じことになる．一般に抗菌薬を中途半端な量で長期使用すると耐性菌が起こりやすいというのは感染症治療の原則であり，そこから見れば当然予想されることであった．

表3-1 RCE（3剤併用）とCE 2剤併用療法とでCAM耐性菌出現率を検討

|  | RCE | CE |
|---|---|---|
| 全症例 | 12/100 | 1/47 |
| 治療完遂例 | 9/67 | 0/41 |

3剤併用のほうが耐性菌出現率はむしろ高い（N.S.）
(Ito Y, Miwa S, Shirai M, et al. Macrolide resistant *Mycobacterium avium* complex pulmonary disease following clarithromycin and ethambutol combination therapy. *Respir Med* 2020；**169**：106025 を基に作成)

このMiwaらの研究のほかに，後ろ向き研究であるが，韓国から2剤と3剤の治療成績はまったく同じであったとの報告も出ている．これらの結果は国際的にも波紋を呼び，現在同様の前向き臨床試験が，米国，そして日本で進行中である．これらの結果が出揃えば，RFPを組み入れるかどうかについて明瞭な結論が出るものと期待される．

国際ガイドラインでは，MAC症治療に推奨されるレジメンとして，CAM（AZM）を含む3剤治療が勧められているが，そのCAMに付け加えられるべき薬物として RFPは本文中では推奨薬としては記述されていない（表では推奨レジメンの中に入っている）．

実際，3剤を長期投与した場合，胃腸障害，口中の苦みなどさまざまな副作用で患者のQOLは大きく低下する．特に食事は人生を生きていくうえで大きな力の源泉の一つであり，それが奪われることは患者にとって非常な苦痛となる．見通しの立たない長期服薬による精神的苦痛も大きい．これらが原因となっての治療脱落は多い．これを克服すべく，軽症例（空洞がない）について，週3回投与という方法が提案され，現在国内外の多くの施設で試みられている．国際ガイドラインでも推奨されている．患者負担は軽減されるので，1つの選択肢であろう．

筆者は，このMiwaらの報告に接して以後，初回治療のレジメンとして，原則RFPは使わず，CAM＋EB，もしくはCAM＋EB＋STFXとしている．もう一度強調するが，RFPの使用がCAMの血中濃度を1/10に下げてでも有効であるとの科学的エビデンスはまったくない．これまで漫然とそうしてきたというにすぎない．それを「標準治療」として強く推奨する『学会診療マニュアル』や『見解―2023』の勧奨は科学に基づいたものとは言えない．

## 初回標準治療の治療期間：排菌停止後1年は妥当か

初回治療の治療期間であるが，いったいなぜ排菌停止後1年なのだろうか？ これもエビデンスはないようだ．

以下，初回治療を2剤レジメンで，かつ治療期間も短期で行い，その後長期にわたって良好な経過をたどった2例を提示する．

# 症例提示

症例 **3-1** 初回治療を短期（3か月）で打ち切らざるを得なかったが，16年間ほぼ安定した経過を取っている54歳，女性

初診時．2005年，健診異常影で受診，まずは観察とした．

2年後，陰影が増大し，気管支鏡検査にて 塗抹陰性，*M. avium* PCR陽性．培養陽性100col で，MAC症と診断，2剤治療（CAM＋EB）を開始した．しかし重い胃腸障害が出現し，3か月で化療を打ち切らざるを得なかった．その後観察を続けたが，CTでわずかな動きはあるものの治療介入は必要ではなかった．

12年経って，軽微な咳，痰とともに右下葉に新陰影が出現，菌は今回も *M. avium* で培養陽性であった．再び2剤治療を3か月行った．

その後も時々CT上わずかな悪化あったが，観察中．2度目の治療後4年，初回治療から16年経った2023年，まったく安定している．

# 症例解説

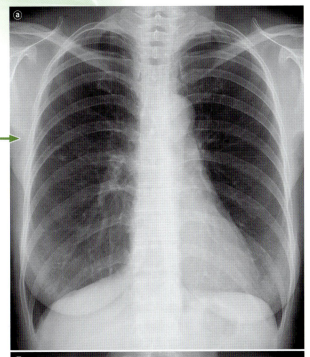

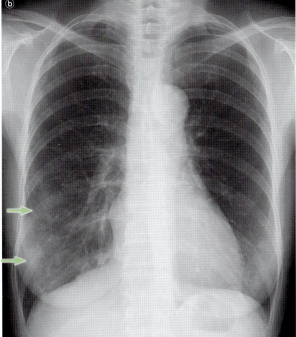

**図3-2** 単純X線写真の推移

a）初回治療時（2007年）：右上肺野に複数の小結節影がある．

b）12年後（2019年）：上肺野の結節影は消失しているが，右下肺野に新たに病変（小浸潤影，複数）が出現している．

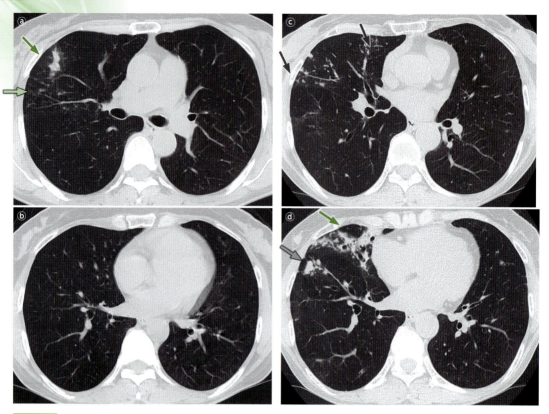

図3-3 CT所見の推移

　a, b）初回治療時（2007年）：右上葉に長円形の結節影（濃緑矢印），その周りに粒状影（薄緑矢印）がある．

　c, d）再発時（2019年）：結節影，粒状影の多くは瘢痕化（一部石灰化）している（黒矢印）．右中葉に新たに浸潤影が出現しており，その内部に気管支の拡張が見られる（濃緑矢印）．下葉$S^8$のものは境界鮮明な結節で胸膜を引き込んでおり，やや古いものと思われる（灰矢印）．時間差はあるが，いずれも最近数か月で新たに形成されたものと考えられる．

## 症例解説

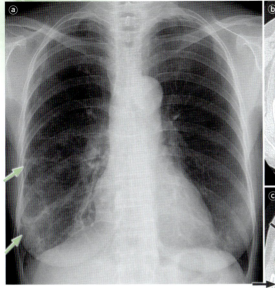
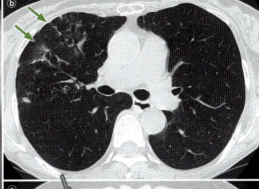
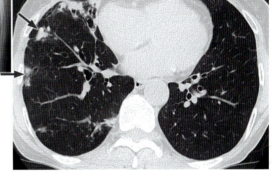

**図3-4** 16年目（2023年）の画像所見

a）胸部単純X線写真：右中，下肺野に小浸潤影が出現している（薄緑矢印）．

b）CT：右上葉にあった病変は大きく縮小し瘢痕化している（濃緑矢印）．

c）中葉の浸潤影は収縮している．結節影は新たに3か所出ているがその境界は明瞭である（黒矢印）．肉芽腫型である．また，中葉に気管支拡張症が増悪してきていることに注意（灰矢印）．

## ⅠⅠⅠ 症例のまとめ

　当初，右上葉の結節影，粒状影で発見され（気管支拡張症を伴っていないので，NB型とは言えない，また孤立結節型とも言えない．しかしこのような例はまれならず経験され，その大部分が部位は右$S^2$である．現行の画像所見分類の不備の一つ），治療を開始したが，重い消化器症状のため3か月で終了せざるを得なかった．しかし以後の経過は安定し，観察を続けた．12年経って右下葉に再発，これに対してやはり3か月の治療を行い，順調に収束した．16年後の現在，安定している．この例にそもそも化療が必要だったのかどうか，なんとも言えない．新たな菌の散布はあっても宿主免疫で封じ込められている（肉芽腫型）．

　本症例では肺の破壊がほとんど起こっていないことで，肺機能もこの16年間を通してまったく変化はない．自然治癒傾向が強く，治療介入を初回も含め最小限にとどめたことは妥当であったと考えている．

　このような例に標準治療を12か月強行していたらどうなっただろうか？　胃腸系の不調に陥り栄養不良，抑うつに陥り，それとともに病状は悪化の方向に進んだであろうことは，容易に想像されることである．

## 症例提示

**症例 3-2** 浸出型（肺炎型）で発症，ステロイドを併用し6か月で治癒を得た65歳，女性．RAあり[*2]

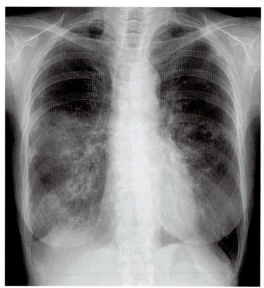
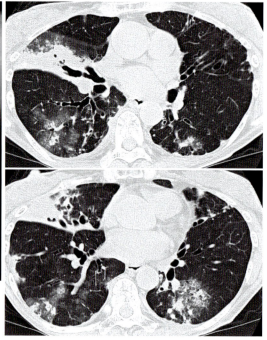

**図 3-5** 画像所見

　単純X線写真では右中～下肺野に肺門を中心に扇形に広がる浸潤影，その周囲のすりガラス影が見られる．CTでは，中葉に気管支拡張症とその周囲の浸潤影，また両下葉に小浸潤影を中心としたすりガラス影を認める．通常のMAC症（肉芽腫型）を思わせる小葉中心性の粒状影は見られず，一見細菌性肺炎様である．

　RAにて治療中，コントロールは良好だった．2週間来の発熱，息切れなどで発症．画像的にも広範な肺炎様陰影を呈した．諸種検査，経過より，一般細菌（*Pseudomonas* など）の関与は否定され，病変全体が *M. avium* とそれに対する宿主の過剰免疫応答によるものと判定された．詳しくは1章症例1-4，および12章症例12-1を参照．

　化学療法のみでは陰影の改善が得られず，ステロイドを短期間併用（mPSL 250mg，3日間）することで以後順調な経過で，化療は6か月で終了した．以後10年，再発なし．このように激しい病像を呈しても，適切に治療すれば，6か月の化療で収束させることができる．

---

[*2] 第1章 症例1-4の再掲．

# 解説

　標準治療とは異なるレジメン（CAM＋EB，2剤）で，初回も含め短期治療（3か月）に終始したがその後長期間安定した経過を示している1例，および，肺炎様の強い症状を呈したが，ステロイドの併用で速やかに改善し6か月で終了した1例を提示した．短期治療となったのは，いずれも患者が重い胃腸障害を訴えたためであるが，結果的には良好な経過であった．症例3-1はもし化療を行わなかったとしても，同じ経過をたどったかもしれない．

　筆者は初回治療の期間について，有症状例，菌塗抹陽性例では内外のガイドライン通りの排菌陰性化後1年間の化療を行うようにしてきたが，無症状健診発見例については，副作用の有無，患者の希望を尊重し，3～6か月での終了も行っている．

　自覚症状のないMAC症患者に長期の化学療法を強いることは，しばしば治療（＝定期服薬）の精神的拘束感，重い胃腸障害などをもたらし，それを耐えがたいと感じる患者も少なからずいる．標準治療での高い脱落率（6か月で40%が脱落）が問題となっているが，無症状～軽症の患者の場合，患者心理としてよく理解できる．
　MAC症には，ここで提示した症例3-1のように，自然治癒傾向の強い例が少なからず存在する．丁寧に経過を見ていけば必ずそれはわかる．特にCT所見が結節影，粒状影からなる例（肉芽腫型）で，空洞もほとんどない場合，良好な自然経過を予測できる．現実の対応として，このような無症状の患者に治療を行う場合，もし治療開始後に副反応が強く出ればその時点で化療を中断し（3か月単位で判断する），以後，患者の同意のもとに丁寧に経過を見ていくことで十分と筆者は確信している．そもそも無症状で治療の開始に迷うような例は，その後の経過も緩慢であり，観察中に悪化が起こってもそれから対処すればよく，手遅れになるということはまずない（きちんと3か月ごとの観察は必要）．

## 治療期間を延長すると再発は少なくなるのか？

　近年，わが国のエキスパートたちから，治療期間は菌陰性化後12か月だけではなく，さらに3か月，あるいはそれ以上延長したほうがよい，そのほうが再発が少ない，との提案が行われている．現在の苦痛の多い標準治療を，患者にさらに数か月以上（時には数年にわたって行われている事例もしばしば見かける）強いる科学的根拠はあるのだろうか？　その根拠として，わが国のFuruuchiらの報告が引用されるのが常である．154例の後ろ向き検討で，15か月以上の治療を受けた患者が，それ未満の患者よりも再発率が少なかったというものである．しかし，韓国からは同じ主題について631例についての後ろ向き研究が報告されており，菌陰性化後の治療期間の長短（12か月未満 vs. 12か月以上）は再発率とは相関しなかった，重症度を揃えても同様，との結果が示されている．

このように，治療期間を長く設定することのメリットについては，いまだコンセンサスは得られていないのである．

　そもそも再発は，第6章に示すように，その3/4が再感染に由来する．FC型よりもNB型のほうが再発が多いという諸家の報告も，気道の構築改変が多いほど，外からの菌の定着を許すと理解すれば納得がいく．ならば再感染が起これば，それから治療すればよい．残り1/4は肺内に潜伏していた遺残菌に由来するとされるが，これも再発が明らかになってから治療することでよい．それで患者に不利益をもたらすことはないと自験例から確信している．再発しても無治療で改善する例を第6章の症例6-1で示した．もともと自然治癒の多い疾患であるから，それは不思議でもなんでもない．

　重要な事として，MAC症はその大部分において生命予後はよい疾患である．MAC症で細菌学的再発が起こっても，また再々発が起こっても，癌の再発と異なり，生命予後は必ずしも不良ではない．少なくとも不良であるとのエビデンスはない．再発は起こったらそれから対応（無治療観察も含める）を考えればよい．

## 再発時の治療期間は？

　再発とは，初回治療を終えて経過観察中に再排菌があることを言う．画像所見の悪化，呼吸器症状の再出現なども併せ総合的に判断する．再発の疫学，機序，治療方針などについては第6章に詳しく述べるので参照されたい．

　再発時の治療期間については，『学会診療マニュアル』にも，『見解―2023』にも，定まった見解は示されていない．

　上に提示したが，初回治療を短期で終了せざるを得なかった症例3-1でも再発は起こったが短期（3か月）治療で対処して良好な経過だった．同様の例をさらに1例提示する．

## 症例提示

### 症例 3-3
3か月の初回治療, 5年後体重減少などの全身症状を伴って再発したが, 短期化療で対応, その後, 良好な経過を取っている72歳, 女性[*3]

　2011年初診, 菌は2度陽性, 塗抹陽性（G2相当）, *M. avium* PCR陽性, 培養陽性100col. CT上では気管支拡張症と散布性粒状影が見られた. 治療（CAM＋EB＋MFLX）を開始したが, 重い胃腸障害で3か月で中止. その後観察としたが安定した経過だった.

　5年後, 体重減少, 微熱が出現し, 胸部X線写真で右下肺野の陰影が悪化, 気管支鏡で塗抹陽性（G2相当）で2度目の治療（CAM＋EB）を開始, 6か月続けたところで再び重い胃腸障害が出現, 終了. その後観察を続けたが, 安定した経過で, 全12年間の観察で, 陰影は初診時よりもむしろ改善傾向であった.

---

＊3　第1章で症例1-3として紹介したものと同一症例.

## 症例解説

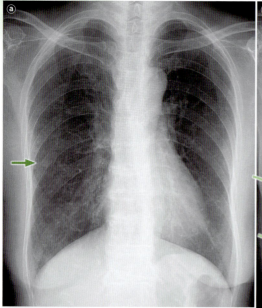
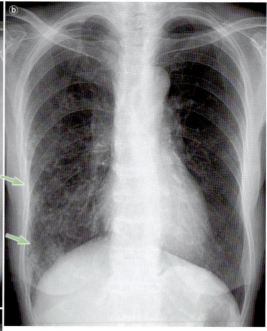
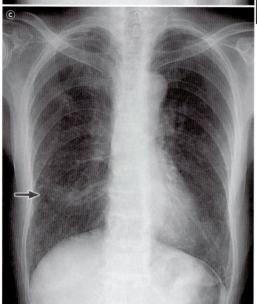

**図 3-6** 単純 X 線写真の推移

a) 初診時（2011 年）：中肺野の微小結節影のみであった（濃緑矢印）．このとき 3 か月の化療．

b) 最も悪化した 5 年後（2016 年）：右下葉に広範な結節性の散布が見られる（薄緑矢印）．ここで 6 か月の化療．

c) その 5 年後（2022 年）：それらの結節影は消失，あるいは粒状影となり，中葉の虚脱陰影（黒矢印）を残すのみで大きく改善している．

## 症例解説

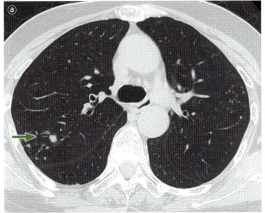
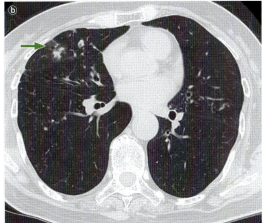
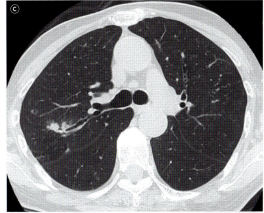
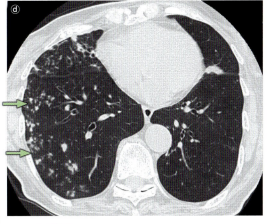
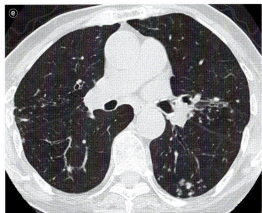
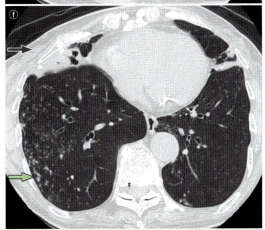

**図 3-7** CT所見の推移

a, b）初診時（2011年）：上葉，中葉にわずかな結節影，粒状影がある（濃緑矢印）．

c, d）5年後（2016年）：新たに右下葉に多数の結節影（薄緑矢印）が出現．

e, f）11年後（2022年）：これらの病変は短めの化療でほぼ完全に消失，粒状影（薄緑矢印）となっている．なお，中葉舌区の気管支拡張の進行，その周囲の虚脱が起こっているが（黒矢印），繰り返し述べるように，これはMAC症の経過としてありふれたパターンであり，化学療法の延長などの特別な治療的配慮を必要としないことが多い．

63

## 症例のまとめ

　この患者は，初診時やや広範な散布があり，菌量も塗抹陽性で化療が開始されたが，重い胃腸障害のために3か月で中断，5年後，呼吸器症状，全身症状を伴って再発，患者を励ましつつ6か月の化療を行ったが，それが限界であった．しかしその後の経過はきわめて良好で，肺野病変は自然経過であらかた消退し，気道病変を残すのみとなっている．全身状態も良好である．宿主の免疫力だけで肺野病変は制御されうることを示唆する例である．

再発時の治療期間についての筆者の考え

　先に述べたように，再発時の治療期間については，『学会診療マニュアル』にも，『見解─2023』にも，定まった見解は示されていない．以下，筆者の考えを簡略に述べたい（第6章でより詳細に説明する）．

　MAC症についての多くの臨床的観察から，また自然経過で10〜20％で治癒が起こるという疫学的事実も踏まえると，MACは弱毒菌であり，その病像には，菌の因子だけではなくそれに対する宿主の免疫応答も重要な因子であることは明らかで，このことは何度でも強調されねばならない．

　再発の多くは，内因性再燃にせよ，外来性再感染にせよ，一時的に菌が優勢になった状態であり，これに対して化学療法で菌を抑えることはもちろん必要であるが，それと並んで，宿主免疫の安定化をどうやって促すかも重要である．これには，栄養，規則正しい運動，生活の中のストレスの除去などが重要であり，これらについては第7章で詳説する．

　治療期間を考えるうえでのポイントとして，本章で示したように，画像で肉芽腫型であるかぎり（NB型の大部分はこれに該当する）は宿主免疫は安定した対応であり，急速な破壊，進展はないと考えられ，その場合，化学療法は短期（3〜6か月）でもよい（もちろん例外はある）．

　一方浸出型や新規空洞影がある場合は，安定化が得られるまで長めに継続すべきであることは言うまでもない．

 そもそも強く長い治療は予後を改善するのだろうか？

　本章冒頭に紹介したように，国際ガイドラインには，NTM症の治療は無治療観察に比べて生存期間を延長するとの確証は得られていないと記されている．

　わが国の地域基幹病院から，血痰などで入院となった198人のMAC症患者中，多剤治療を受けた90人と，なんらかの理由で治療が開始できない，あるいは脱落し，以後主に観察で対応した108人とを比較（観察期間中間値7.2年）したところ，後者のほうが高齢で重症度を表すBACES scoreも高かったにもかかわらず，その後の肺炎など入院を要する重い合併症の頻度，および全死亡は両群間で変わらなかった，という報告がある．

65

また MAC 症の生命予後を考察したシステマティックレビューで，全世界の 15 研究が取り上げられ，死亡率（全死亡）に関与する因子が詳細に検討されたが，これらの予後不良因子を有する患者について，早期に強力な治療を行うことで予後を改善できるというエビデンスは確立されていない，とも総括されている．

　すなわち現時点では，生命予後の見地からは，患者に苦痛を強いて強い治療を長期行うことの有効性は証明されていないわけで，他の疾患，例えば肺癌などとはそこがまったく異なる．処方する医師はそれを十分意識すべきと思う．

―参考文献―

**国際ガイドライン**

1)　Daley CL, Iaccarino JM, Lange C, et al. Treatment of nontuberculous mycobacterial pulmonary disease: an official ATS/ERS/ESCMID/IDSA clinical practice guideline. *Clin Infect Dis* 2020; **71**: e1-e36.

**学会診療マニュアル**

2)　小川賢二．肺 MAC 症の治療．日本結核病学会，編．非結核性抗酸菌症診療マニュアル．東京：医学書院，2015：76-88.

**見解―2023**

3)　日本結核・非結核性抗酸菌症病学会 非結核性抗酸菌症対策委員会，日本呼吸器学会 感染症・結核学術部会．成人肺非結核性抗酸菌症化学療法に関する見解：2023 年改訂．結核 2013；**98**：177-87.

**2剤治療でよい成績（日本）**

4)　Miwa S, Shirai M, Toyoshima M, et al. Efficacy of clarithromycin and ethambutol for *Mycobacterium avium* complex pulmonary disease. A preliminary study. *Ann Am Thorac Soc* 2014; **11**; 23-9.

**2剤治療のほうが耐性は少ない可能性（日本）**

5)　Ito Y, Miwa S, Shirai M, et al. Macrolide resistant *Mycobacterium avium* complex pulmonary disease following clarithromycin and ethambutol combination therapy. *Respir Med* 2020; **169**: 106025.

**2剤も3剤も治療成績は同じ（韓国）**

6)　Kim HJ, Lee JS, Kwak N, et al. Role of ethambutol and rifampicin in the treatment of *Mycobacterium avium* complex pulmonary disease. *BMC Pulm Med* 2019; **19**: 212.

**RFP は CAM 血中濃度を大きく下げる**

7)　Shimomura H, Andachi S, Aono T, et al. Serum concentrations of clarithromycin and rifampicin in pulmonary *Mycobacterium avium* complex disease: long-term changes due to drug interactions and their association with clinical outcomes. *J Pharm Health Care Sci* 2015; 1: 32.

8)　van Ingen J, Egelund EF, Levin A, et al. The pharmacokinetics and pharmacodynamics of pulmonary *Mycobacterium avium* complex disease treatment. *Am J Respir Crit Care Med* 2012; **186**: 559-65.

### 治療期間は長いほうが再発が少ない（日本）

9)　Furuuchi K, Morimoto K, Kurashima A, et al. Treatment duration and disease recurrence following the successful treatment of patients with *Mycobacterium avium* complex lung disease. *Chest* 2020; **157**: 1442-5.

### 治療期間の長短と再発は関係なし（韓国）

10)　Zo S, Kim H, Kwon OJ, et al. Antibiotic maintenance and redevelopment of nontuberculous mycobacteria pulmonary disease after treatment of *Mycobacterium avium* complex pulmonary disease. *Microbiol Spectr* 2022; **10**: e0108822.

### 中等症以上の MAC 症に対して，多剤治療は生命予後を改善しない

11)　Ushiki A, Tanaka S, Yamanaka M, et al. Effect of multidrug therapy on the prognosis of *Mycobacterium avium* complex pulmonary disease. *Sci Rep* 2024; **14**: 4438.

### MAC 症の死亡についてのシステマティック・レビュー

12)　Fujishima N, Komiya K, Yamasue M, et al. A systematic review of factors associated with mortality among patients with *Mycobacterium avium* complex lung disease. *Pathogens* 2023; **12**: 1331.

# 空洞の考え方

　　MAC 症で空洞がある場合（FC 型，および NB 型で空洞を有する場合），予後不良が予想されるので積極的に治療すべきである，と言われる．これは『国際ガイドライン』，『学会診療マニュアル』，『見解—2023』のすべてに共通した勧奨である．

　　しかし，MAC 症の空洞といっても実はいろいろある．進行し予後の悪い空洞もあれば，自然治癒する予後のよい空洞もある．多発もあれば単発もある．その成立機序も3通りある．それは HRCT から弁別できる．

　　このようなことを考察した臨床的研究は，残念ながらきわめて少ない．

　　私は幸いにわが国で発展を遂げた結核病学の遺産を受け継ぐことができ，抗酸菌症の空洞についていささか勉強してきた．それを基礎にして，今日われわれの手許にある武器，HRCT を活用して，臨床で遭遇する1例1例について丁寧に考えてきた．

　　以下にさまざまな症例を提示し，MAC 症の空洞について，けっして一律には論じられず，疾患としての活動性の強弱，予後の良し悪しがあり，それは HRCT を活用することである程度判定できるとの考えを示したい．

## 症例提示

### 症例 4-1

診断後 8 年間の長期治療の後に空洞が形成され，その後さまざまな治療努力にもかかわらず拡大の一途をたどり，15 年後死亡した女性．空洞形成時 63 歳，全経過 23 年

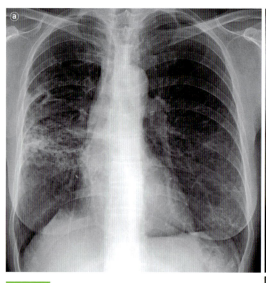
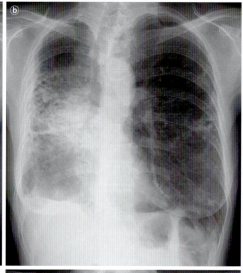
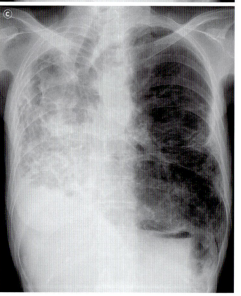

**図 4-1** 単純 X 線写真の推移

a）診断後 8 年，当科紹介初診時（1998 年）：右中肺野に浸潤影があり収縮が強い．右肺上葉に空洞が形成されている．

b）その 7 年後（2005 年）：右肺は全体的に不透明になり，容積は著しく減少している．

c）最終段階（2012 年）：右肺の不透明化，収縮はさらに進行している．

　この例は，診断時（1990 年）の胸部 X 線写真（次の図 4-3）では，よく見かける MAC 症，NB 型だった．それに対して，標準治療が延々と 8 年間行われたにもかかわらず，空洞が形成され，当院転院後はひたすら肺の破壊が進行し，右肺が荒廃していった．MAC 症による死亡が増えていると言われるが，その一つの典型だろう．

　ひとたび空洞が形成されれば，このような経過を取ることは必然なのだろうか？　これに対して現在の医学は無力なのだろうか？

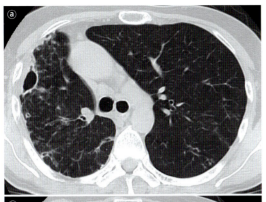
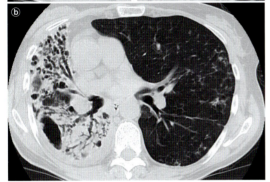
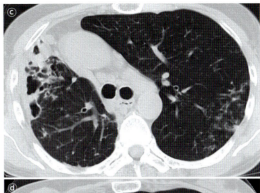
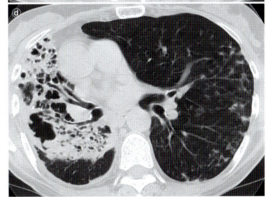
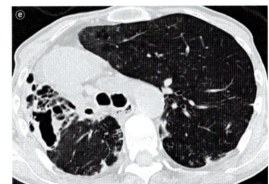
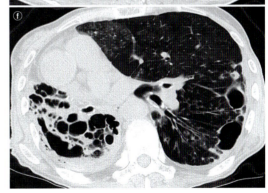

図 4-2　CT 所見の推移

　a, b）当科初診時（1998 年）：右上葉の空洞のほか，中，下葉に広範な浸潤影が形成され，右肺は著しく収縮している．下葉にも扁平な空洞が形成されていた．

　c, d）7 年後（2005 年），e, f）14 年後（2012 年）：この流れはさらに進行し，最終段階に至って，右肺はさらに収縮，荒蕪肺と化し，左肺にも空洞が形成されている．

これについては，第 5 章で私の考えを述べる．
　本例は私が最初に診た致死的経過を取った MAC 症で，以後，このような経過にしないためにはどうすればよいかを考えてきた．

症例提示

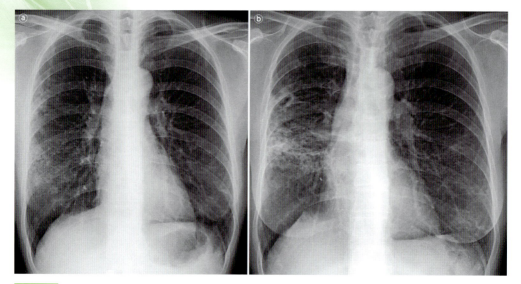

図 4-3 前医での単純 X 線写真の経過

a）前医，診断，治療開始時（1990 年）：右肺野に散布性粒状影が広がっている．空洞は認められない．NB 型と推測される．

b）その 8 年後，当院紹介初診時（1998 年，再掲）：右肺野に空洞が出現しており，右肺の収縮が始まっている．

## 症例提示

**症例 4-2** NB 型で始まったが，5 年後，肺炎型で拡大し空洞を形成，以後次々と拡大した 74 歳，女性

　MAC 症（NB 型，空洞なし）との診断後，2011 年に 1 年間の 2 剤治療（CAM ＋ EB）の後，しばらくは良好な経過であった.

　2 年後，陰影が拡大，菌陽性となり，2 度目の治療を 1 年 6 か月行った. いったん落ち着いたが，5 年後（2016 年），発熱とともに右上葉に広範な浸潤影が出現した. このとき，肉親の急な重い病気の看護を 1 人で引き受け，強いストレス下にあった（このとき 79 歳）. 一般抗菌薬も加えつつ，化療を CAM ＋ EB ＋ AMK，次いで CAM ＋ EB ＋ STFX で行った. 1 年後，浸潤影は消えたものの空洞が形成されていた.

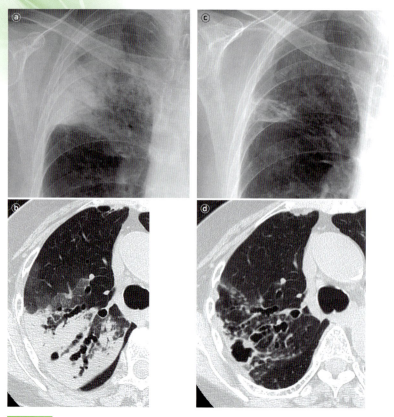

**図 4-4** 画像の推移

a）肺炎様陰影を呈した時期（2016 年）の胸部単純 X 線写真，b）CT では，浸潤影中に気管支の拡張があり，その先にすでに小空洞が形成されている．

c）1 年間の治療後（2017 年）の胸部単純 X 線写真では浸潤影はあらかた消失したが空洞陰影が見られる．d）CT では，右 $S^2$ に厚めの壁を持つ空洞がある．中枢側には気管支拡張症が形成されており，活発な活動性が窺われる．この段階では，X 線病型は FC 型の名が該当する．

b）のように，最初浸潤影（病理学的には浸出性病変）が形成され，やがてその一部に乾酪壊死から空洞が形成されることは，結核ではしばしば見られるが，MAC 症では少ない．しかし MAC 症においても，このような進み方は，肺炎型を見たときにその後に起こりうることとして常に意識されるべきである．

> ### コラム；この例は FC 型？
>
> 本例の初期像は FC 型と言えるだろうか？ 図 4-4 c) d) では，右 S2 病巣は明瞭な境界を有し，病理学的には空洞を線維化で包み込む機転が成立していると推定され，FC 型と言える．しかし，最初の a) b) での形態は何型と呼ぶべきだろうか？
>
> 現在の NTM 症 X 線病型ではこのような肺炎様所見を呈する型（肺炎型）を設定しておらず，そのためこの例を適切に分類できない．X 線病型に肺炎型という 1 項目を設けるべきであるとの私の考えはここにも由来する．
>
> なお，諸家の報告でも分類不能型は 10 〜 15％に見られるとされる．

## その後の経過

その後，排菌が断続的に続き，そこからの散布によると思われる新病変が次々と形成され，何度も入院，外来での化療を繰り返したが，治療は困難を極め，病変は着実に拡大していった．

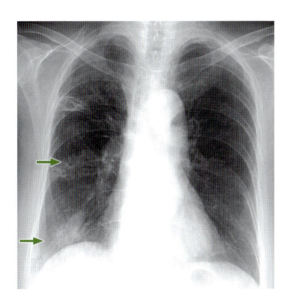

図 4-5 初診後 9 年（2020 年）の胸部単純 X 線写真

新しい浸潤影（矢印）が次々と形成されている．

その 4 年後（初診後 12 年），高齢（86 歳）もあって通院が不可能となり，老人施設への転院となった．以後の消息は不明である．

この 2 症例を見ると，空洞が形成されるとやはり予後は不良であり，全力で治療すべきであるように思われる．しかし，薬物療法は十分に行われていた．何を付け加えるべきだったのだろうか？

> 症例提示

## 症例 4-3 大空洞が形成されたが，さまざまな治療努力で空洞を閉鎖させることができた初診時77歳，女性[*1]

　受診時，右下葉に大きい空洞を伴い，MAC症，FC型と診断．治療は難航し，3度の入院も要したが，4年間にわたるさまざまな治療努力（薬物療法，栄養療法，運動療法）の結果，安定を得，空洞の閉鎖を得た．以後の経過もまずまず良好である．肺機能の推移を見ると，最終VCは1.46L（71％） 初診時より−200mLの減で済んだ．治療努力が奏功し，肺の破壊を最小限にとどめ得た．

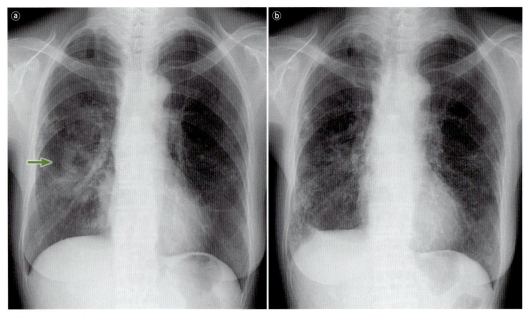

**図4-6** 単純X線写真の経過（10年）

　a）初診時（2013年）：右中〜下肺野に浸潤影，その中に径5cm大の塊状影とその中の空洞を見る．

　b）10年後の現在（2023年）：空洞は完全に消失している．また肺容積の減少は軽度である．

---

[*1] 本例の詳細な治療経過については，「第5章 治療困難例にどう対処するか？」の症例5-1で再説する．

症例提示

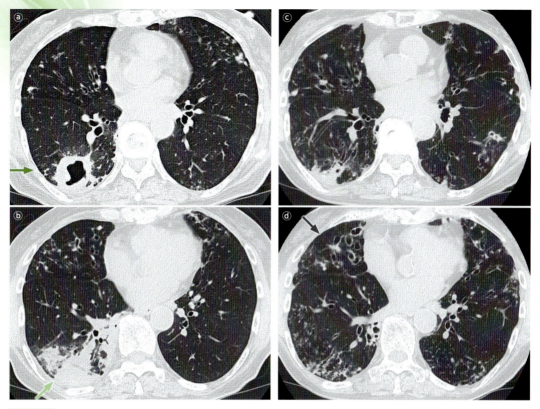

図4-7 CTの経過（10年）

　a, b）当初（2013年）に見られた空洞（濃緑矢印）およびその周囲の浸潤影（薄緑矢印）は，c, d）10年後（2023年）にはほぼ消失している．両側肺野に粒状影，気管支拡張症はやや進行（黒矢印）．

　これほど大きい空洞でも，さまざまな治療を組み合わせ，そして生活指導も加えることで閉鎖に持っていくことができる．この症例でどのような工夫を行ったかは，第5章で改めて紹介する．

## 症例提示 症例 4-4

弧発で，散布も拡大もしない空洞．最終的には外科療法で以後良好な経過．初診時59歳，女性

健診発見，右上葉 $S^2$ の弧発性空洞．他に肺内に病変はない．

気管支鏡で塗抹陽性（G2），*M. intracellulare*，培養2＋．3年間標準治療を行ったが縮小なく，専門病院で手術（右上葉切除），その後3年間化療が行われた．11年後の現在再発なし．

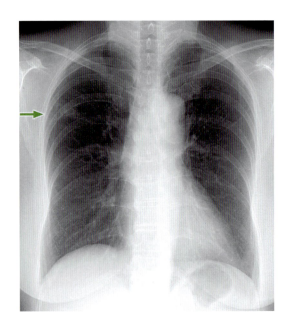

**図 4-8** 初診時（2011年）の胸部単純X線写真

右上肺野に小空洞を認める（矢印）．

症例提示

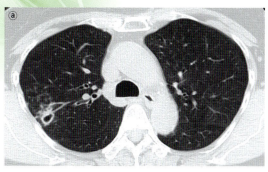 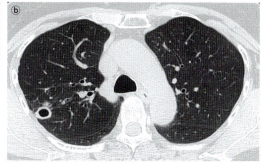

図 4-9 CT 所見の経過

a）CT では右上葉 $S^2$ に境界の比較的明瞭な空洞性病変を認め，周囲には散布性粒状影がある．

b）化学療法 2 年後（2013 年）：周囲の粒状影は消失しているが，空洞そのものは若干増大している．

本例のように，右上葉（大抵は右 $S^2$）に弧発性空洞を認め，肺のほかの部分には，気管支拡張も含めまったく病変を認めない例は意外に多い．おそらくこの $S^2$ 病変が初発病巣であろうと思われる．これだけの空洞と排菌がありながら，肺のほかの領域にはまったく散布を起こさない．不思議である．このような例は外科療法のよい適応である．

本例の空洞の成立は，いったん形成された肉芽腫性病変に由来すると思われ，このようなタイプは予後がよいことが多い（本章後半，空洞の成立機序を参照）．

## 症例提示

### 症例 4-5 健診発見，まったく無治療で，途中発生した空洞も自然に閉鎖，7年間経過観察されている初診時50歳，男性

2016年に健診で発見．症状はわずかな咳のみ．検痰で *M. avium* 陽性であったが，放置．

2017年，呼吸器科初診．両肺上葉の小結節影，粒状影がわずかに増加していたが，無症状であり，本人治療を希望せず．

2019年，検痰で *M. avium* PCR陽性，培養陰性．このときCTで小空洞が見出された．しかしその後もフォローを続け，2023年，空洞は自然に消失した．この間，CT上，肺野陰影は一部消退，一部新出を繰り返した．

症状はなく本人治療を希望せず，引き続き観察中．

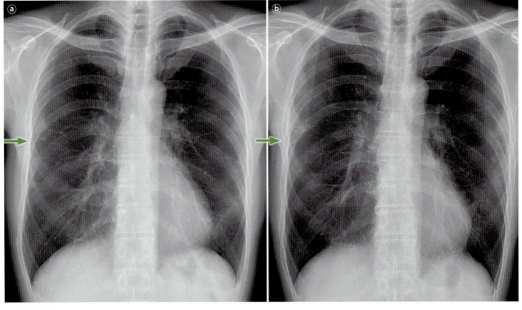

図4-10　単純X線写真の推移

a) 2017年：右中肺野に複数の微小結節影，粒状影を認める（矢印）．
b) 6年後（2023年）：変化はほとんど認められない．

**症例提示**

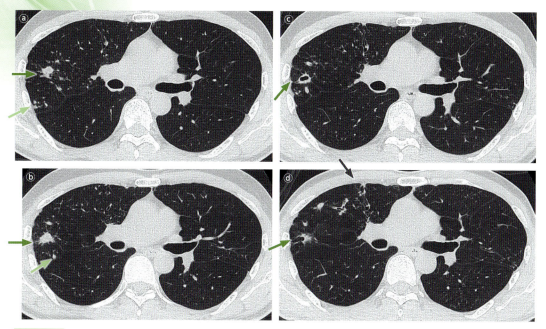

**図4-11** CT所見の推移

a) 2017年：右上葉 $S^2$ に結節（濃緑矢印）およびその周囲に散布性粒状影（薄緑矢印）を認める．粒状影は小葉中心性の分布で比較的新しいものと推定される．

b) 2年後（2019年）：粒状影はおおかた消失し，1つにまとまっている（薄緑矢印）．一方，結節は増大傾向（濃緑矢印）．

c) 4年後（2021年）：結節の内部に空洞が生じている（濃緑矢印）．

d) 6年後（2023年）：空洞は収縮，消失して瘢痕治癒となった（濃緑矢印）．代わって気管支に壁肥厚と拡張が起こり始めている（黒矢印）．

## 症例のまとめ

健診発見．右 $S^2$ の結節は一度空洞化したが，自然に閉鎖，収縮した．無治療で7年が経過．肺野病変は増悪も見られるが，また自然治癒傾向も強い（一部退縮，一部増大）．空洞も無治療で閉鎖しうることを示す症例．

本例もCTから判断すると肉芽腫性病変を主とし，空洞はその一部が洞化したもので（空洞を形成した時点（c）の画像からそれらのことが読み取れる）よい予後が予想される（本章後半，空洞の成立機序を参照）．

## 症例提示

### 症例 4-6 多発空洞があるが，13年間化学療法ほとんどなしで進展しない例．初診時60歳，女性

　2010年初診．CTでは広範な気管支拡張症，一部小空洞多発あり．

　2014年の検痰で，*M. intracellulare* PCR陽性，培養陽性，MAC症の疑い濃厚，しかし症状はなく，本人の強い希望で無治療観察を続けた．

　2018年CT所見が悪化し，2か月間化療（CAM ＋ EB ＋ STFX），2019年にも同様の事態があり，痰から *M. intracellulare* PCRが陽性で3か月化療を行ったが，患者が消化器系の副作用を嫌い治療を望まないためにそれ以上の化療は行わず13年間経過を見た．一貫して症状はない．直近の肺機能は％VC 124％，$FEV_1$％66％とまずまず良好．

# 症例提示

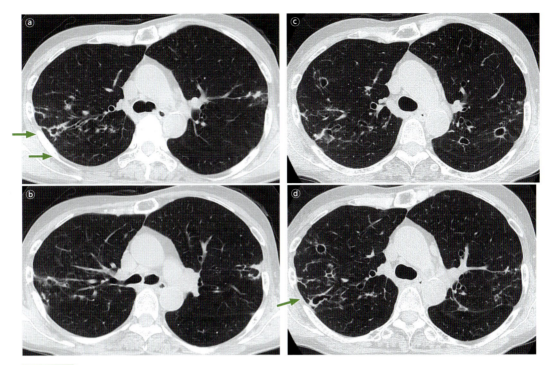

図 4-12 CT 所見の推移

a, b) 2010 年：多発空洞はあるが，いずれもサイズは小，周囲に散布性病変はごくわずか認められる．

c, d) 9 年後（2019 年）：空洞の数は増えているが，壁は薄く，散布巣はほとんどない．全経過を通じて菌は 2 度のみ陽性，微量であった．d）では空洞は気道末端の拡張として形成されている．

## 症例のまとめ

本例のように，多発空洞があるにもかかわらず自然経過でほとんど進展しない例は，健診発見例で時折経験される．症例 4-1，4-2 で示した，空洞から菌が散布され，どんどん肺内病変が増えていく例と何が違うのか，現時点では不明と言わざるを得ない．画像所見からは，周囲に散布巣をわずかしか伴わないことが良好な予後を予測させる因子かもしれない．

これらの症例を踏まえて，空洞を見たときの考え方をまとめてみる．

結核症においては，空洞の臨床的意義は明らかであった．空洞は一度成立すると，そこは菌の増殖に適した環境となり（酸素分圧など），そこで菌は増殖し，これが新たな撒布の源になり，肺内に広く病変が拡大していき，その後の経過を不良ならしめる．したがって空洞は閉鎖するよう全力を挙げるべきとされてきた．

MAC症においては，事はそれほど単純ではない．

症例4-1，4-2は，結核症同様，次々と病変が形成されていき肺が破壊されていくという経過であった．これら2例は，しっかりと化学療法を行ったが，進展を阻止できなかった．

しかし症例4-3のようにさまざまな治療努力によって制御できる例も存在する．

一方，症例4-4のような弧発空洞例では，まったく拡大は起こらず，長期間の化療もしくは外科治療で解決する．

また，症例4-5のように，まったく無治療，自然経過で空洞が消失する例もまれではない．

症例4-6のように，空洞が多発しており，経過中その数が増えていき，活動性が考えられる例においても，症状もなく，肺機能も保たれ，化療を必要としない例も時に遭遇する．

以上より，空洞がある例では，必ず長期間の強力な治療を行うべきだとは言えない．

最近の韓国から，当初経過観察となった中で，空洞あり例の33人中8人，24％で無治療で菌が陰性化したとの報告がある．また別の研究で，空洞の有無別にMAC症の経過を評価すると，空洞のある例の経過は，NB型にわずかに劣る程度で，制御できる例が非常に多いと報告されている（表4-1）．

**表4-1** MAC症の治療予後：X線病型別（初回治療481例）

| 治療結果 | NB型（空洞なし） | NB型（空洞あり） | FC型 |
|---|---|---|---|
| 良好＊（favorable） | 88% | 78% | 76% |
| 良好でない（unfavorable） | 12% | 22% | 24% |

＊favorable；菌陰が12か月以上持続．
(Koh WJ, Moon SM, KimSY, et al. Outcomes of *Mycobacterium avium* complex lung disease based on clinical phenotype. *Eur Respir J* 2017; **50**: 1602503より作成)

MAC症の空洞例を全部一緒に議論した場合，その経過は意外に良好であるが，それは空洞のこのような多様性に由来していると考えられる．すなわち，MAC症には予後の悪い空洞と予後のよい空洞とがあり，予後のよい空洞が全体の成績を押し上げていると考えられる．

　この経過の悪い例とよい例との見分け方については次節の「空洞の成立機序」を見ていただけると，ある程度おわかりいただけると思う．

　空洞があれば画一的に化療を長期行うのではなく，画像から空洞壁の厚さ，周囲の散布巣やコンソリデーション（浸出影）の有無，また排菌状況，症状，全身状態を観察し，場合によっては経過も観察しながら，患者ごとに，そしてその時々で診療を考えていくことが必要である．

## 空洞の成立機序

　空洞の成立機序については，結核においてよく研究されている．MAC症の場合は，研究はほとんどなく，おそらく結核と同様であろうと，Griffithは述べている．

### 1　結核の空洞

結核の空洞には成立機序が2通りある．

#### ▶▶機序1．浸出性病変から
　浸出性病変内に乾酪壊死が起こり，そこからさらに軟化融解という過程を経て壊死物質が気管支を通って外に排出され，代わりに空気が入ってできる（画像上は，浸潤影の中に空洞が出現する）．激しい炎症過程であることを示す．

#### ▶▶機序2．肉芽腫性病変から
　肉芽腫としていったん封じ込まれた病巣の内部では乾酪壊死が起こっているが，これがなんらかの機序で軟化融解を起こし，外に排出され，空洞を形成する（画像上は境界明瞭な結節影，腫瘤影の内部に空洞が形成される）．臨床的には穏やかな経過をとることが多い．

　このいずれも菌の毒素による融解などではなく，菌体成分に対する宿主の過剰な免疫応答により生じるものであることは，わが国の研究者によって数十年以上前から解明されていた．

図 4-13　結核症における空洞の形成機序（乾酪壊死→軟化融解）

浸出性病変から

肉腫腫性病変から

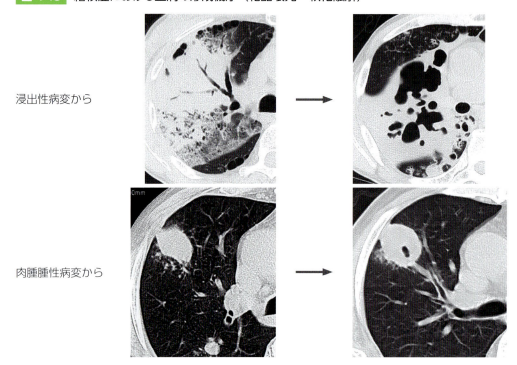

　MAC症の空洞の出来方も機序1，機序2があるが，加えて，「機序3 末梢気管支が炎症のために拡大してできる場合」がある．以下に詳しく述べる．

## 症例解説 Ⅲ 空洞の成立機序1　浸出性病変から形成される空洞

### 症例 4-2　MAC症の断続的な治療経過中の79歳, 女性（再掲）

　発熱と共に右上葉に広範な浸潤影が出現．強力な治療を行った1年後，浸潤影は消えたものの内部に空洞が形成されていた．病理学的には，まず浸出性病変があり，その内部に乾酪壊死が起こり，さらに軟化融解という機序が加わって，気管支を通して中身が排出され，このような空洞が生じたと推定される．

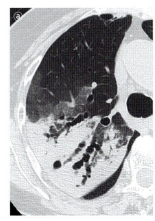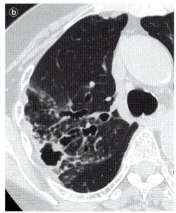

**図 4-14**　CT所見の推移

　a）肺炎様陰影を呈した時期のCT：浸潤影中に気管支の拡張があり，その先にすでに空洞が形成されている．
　b）1年間の治療後のCT：厚めの壁を持つ空洞がある．中枢側に気管支拡張が形成されている．この段階ではFC型の名がふさわしい．
　本例の臨床経過は本章での初出時に示したように，その後次々と肺内に病変が拡大していき，制御不能となった．

　もう1例，第1章 病像のスペクトラムで提示した症例1-2も基本的には同じ機序なので，そのCTをもう一度見てみよう．

## III 空洞の成立機序1　浸出性病変から形成される空洞

### 症例 1-2　強力な治療にもかかわらず急速に進展した69歳, 女性（再掲）

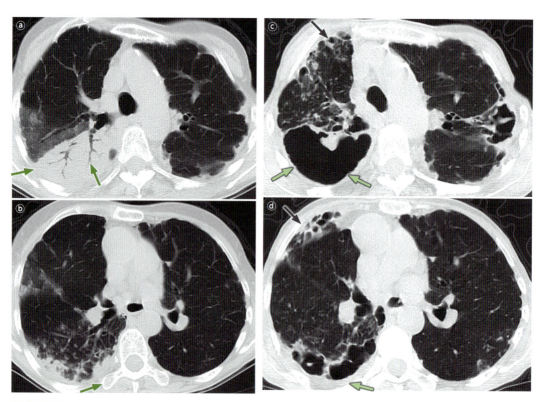

**図 4-15** CT所見の推移

a, b）前医治療開始時：右 $S^2$, $S^6$ に広範な浸潤影が形成されている（濃緑矢印）.

c, d）3年後, 当院初診時：浸潤影のあった部に巨大な空洞が形成されている（薄緑矢印）. 結核症でよく知られた乾酪性肺炎からの空洞形成と同じ機序と思われる.

　この2例のように, 浸出性病変から発生する空洞は, 画像上周囲にコンソリデーションを伴う空洞と表現され, 予後が厳しいことについてはいくつかの報告がある. Oshitani らは, 有空洞 MAC 症について CT 所見と予後との関係を検討し, 空洞内径の大きさ, そして周囲にコンソリデーションを伴う場合（本書で言う浸出性病変中に発生する空洞）, 制御の困難度が増し, 予後が不良である, と報告している.

## 症例解説 Ⅲ　空洞の成立機序2　肉芽腫性病変からできる空洞

### 症例 4-7　当初結節影（肉芽腫性病変）があり，化療にていったん縮小したが，4年後再燃した例．46歳，女性

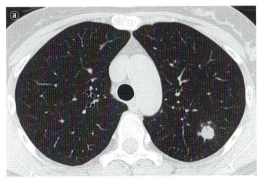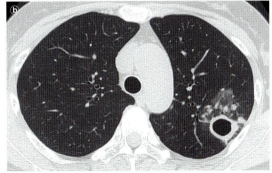

**図 4-16**　結節影（肉芽種）から洞化が起こり周囲に広がった例

a) 2014年，この結節影を主病変として，MAC症と診断．1年間の化療でいったん消失した．しかしb) 4年後（2018年），同じ部位により大きな結節を形成，空洞化し（内径2cm），その周囲に粒状影，すりガラス影などを伴っている．非常に活動性が高いことが推定される．

本例では，空洞の壁は明瞭で，これは肉芽腫を取り巻いて線維化機転が働いていることを示す．FC型（fibrocavitary type）の典型例である．そのような宿主の封じ込め機転にもかかわらず，周囲に散布性粒状影やすりガラス影があり，これは空洞内の菌量が多く活動性が高いことを示している．実際本例はその後非常に困難な経過をとったが，何とか制御し，今日に至っている（詳細は第5章症例5-2を参照）．

なお，一般に肉芽腫性病変からできる空洞の多くは，単発で内径は小さく（10mm以下），周囲にすりガラス影やコンソリデーションを伴わない．その場合制御はけっして困難ではない（本章症例4-4，4-5，文献11）．

## 症例解説 III 空洞の成立機序3　末梢気管支が炎症性破壊により拡大してできる空洞

### 症例 4-6　ほとんど化療なしで進展しない多発空洞例．初診時60歳，女性（再掲）

　MAC症においては，病理学的観察で，気道は非常に高頻度に侵されることがわかっている（藤田ら[8]）．その結果，高頻度に気管支拡張症が起こるが，時に末梢部分が炎症性に破壊され拡大して，囊胞を形成し，一見空洞のように見えることがある．これはつとに放射線科医が指摘していた機序である．

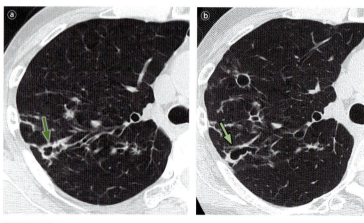

**図 4-17**　CT所見の推移

a）2010年：右 $B^2$ の末端に拡張が見られる（濃緑矢印）．
b）9年後（2019年）：その部位が気管支と連結された空洞となっており（薄緑矢印），形成過程がよくわかる．他の空洞（囊胞）もすべて同様の機序と推定される．

　次の例は空洞というより末梢気管支の囊胞状拡張で，知らないと空洞と誤認されうる．

## 症例解説 Ⅲ 空洞の成立機序 3 末梢気管支が炎症性破壊により拡大してできる空洞

### 症例 2-5 一見空洞様に見える末梢気道の囊胞状拡張．18年間経過観察．64歳，女性（再掲）

　64歳，女性．最初6か月の化療を行ったが，後は経過観察，18年間．*M. avium* が3度，*M. abscessus* が1度，いずれも培養で陽性となっているが，無治療で観察に終始している．肺野病変は少なく，もっぱら気道の変化のみが目立つ．CTは18年経過した直近のものである．

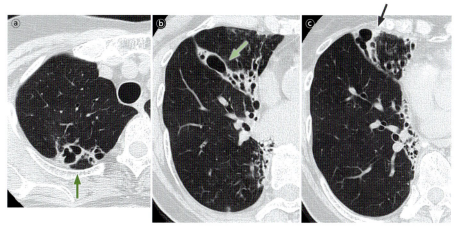

**図 4-18** 18年観察後，直近のCT像

　a）上葉のスライスで，一見空洞のように見える．
　しかし全体を見ていくと，b）気管支の中ほど，c）末梢気管支に，囊状の拡張が見られる．

　a）も気管支の拡張であることはCTで上下をたどっていけば容易に認識できるが，慎重な読影なしでは空洞と誤認されうる．

機序3が重要なのは，これらを空洞と誤認して，化学療法が延々と続けられることが少なくないからである．このような一見空洞に見えるが，実は気管支の末梢性拡張，というパターンは大抵が良好な経過をたどる．したがって，気管支末端の拡張のみなら化療を続ける意義はない．HRCTを連続的にたどっていくことで空洞か気管支末端の拡張かの区別はけっして難しくない．

　もちろん構造改変であるから，再感染が起こりやすいはずで，経過観察上注意を要するわけだが，筆者の経験ではあまりそういうことは起こらない．

　HRCTを連続的にたどっていくことで区別はけっして難しくない．

―参考文献―

### 結核症の病理と画像

1) 岩崎龍郎．第5章 肺結核症の発病と進展．結核の病理 改訂．東京：結核予防会，1997：97-8.
2) Hunter RL. Tuberculosis as a three-act play: a new paradigm for the pathogenesis of pulmonary tuberculosis. *Tuberculosis (Edinb)* 2016; **97**: 8-17.
3) 岩井和郎．第1章 結核病理の基礎知識．図説・結核の病理：結核症の発病，進展，重症化の機序．東京：結核予防会，2012：26-31.

### 非結核性抗酸菌症の画像と病理

4) 岩井和郎，蛇澤晶，奥村昌夫．非結核性抗酸菌症の病理学．藤田次郎，ほか編．非結核性抗酸菌症の基礎と臨床．東京：医薬ジャーナル社，2015：578-99.
5) 岩井和郎．非結核性抗酸菌症の病理．徳田均，氏田万寿夫，岩井和郎，編著．画像と病理から学ぶ結核・非結核性抗酸菌症．東京：克誠堂出版，2016：126-31.
6) 氏田万寿夫．肺抗酸菌症-2 非結核性抗酸菌症．村田喜代史，ほか監修．胸部のCT（第4版）．東京：メディカル・サイエンス・インターナショナル，2018：407-21.
7) 氏田万寿夫．非結核性抗酸菌症 2．MAC症．徳田均，氏田万寿夫，岩井和郎，編著．画像と病理から学ぶ結核・非結核性抗酸菌症．東京：克誠堂出版，2016：132-57.
8) 藤田次郎．肺非結核性抗酸菌症の多彩な臨床・病理像：肉芽腫形成の視点から．日サ会誌 2019；**39**：11-7.

### 画像所見と予後の関係

9) Kuroishi S, Nakamura Y, Hayakawa H, et al. Mycobacterium avium complex disease: prognostic implication of high-resolution computed tomography findings. *Eur Respir J* 2008; **32**: 147-52.
10) Im SA, Park HJ Park SH, et al. Consolidations in nodular bronchiectatic *Mycobacterium avium* complex lung disease: *Mycobacterium avium* complex or other infection? *Yonsei Med J* 2010; **51**: 546-51.
11) Oshitani Y, Kitada S, Edahiro R, et al. Characteristic chest CT findings for progressive cavities in *Mycobacterium avium* complex pulmonary disease: a retrospective cohort study. *Respir Res* 2020; **21**: 10.

### 気道末端の拡張から空洞が生じる

12) Kim TS, Koh WJ, Han J, et al. Hypothesis on the evolution of cavitary lesions in nontuberculous mycobacterial pulmonary infection: thin-section CT and histopathologic correlation. *Am J Roentgenol* 2005; **184**: 1247-52.
13) 氏田万寿夫，山口美沙子，佐藤英夫．連載 感染症の画像診断（第10回）非結核性抗酸菌症：肺MAC症について．日胸 2014；**73**：1212-20.

# §5 治療困難例にどう対処するか？

　　診断が確定し治療を始めると，多くの例では良好な治療効果が得られるが，一部の症例では困難に逢着する．この困難には以下の2つのパターンがある.

A) 治療を続けても，次々と空洞など新たな病変が形成され，進行・拡大が制御できないまま，次第に肺が破壊され荒廃していく．咳・痰・息切れに苦しみ，体重が徐々に減少していく.

B) 治療によっていったん安定化するが，治療を止め観察していると再排菌，画像上の悪化を起こし，また治療が必要になる．その繰り返しで徐々に画像上病変の範囲が拡大してくる．しかし，呼吸器症状・全身症状は乏しい.

　　この2つのパターンでは，対処がまるで異なる.

　　パターンAでは，強力な化学療法に加え，混合感染対策，栄養のサポートなど，薬物療法以外の工夫も必要となる.

　　パターンBでは，経過観察を挟みつつ，短期（3～6か月）の化学療法の繰り返しで，患者の肺機能やQOLが大きく損なわれることを防止する.

　　以下，実際の症例に則して見ていく.

# 症例提示 III パターンA　適切な化学療法にもかかわらず病変が拡大の一途をたどる．患者は咳・痰・息切れ，全身状態の悪化に苦しむ

　このパターンについては，「第1章 MAC症の病像のスペクトラム」の症例1-2（第4章でも再掲），「第2章 治療開始時期」の症例2-3として示した．

　この2例は，いずれも悲惨な経過をたどったが，第1例はRAという基礎疾患（免疫異常疾患）があり，また他院からの転院例であった．第2例は治療開始直後，家庭の事情から治療から脱落し，最も重要な2年余，治療が受けられなかったという事情がある．

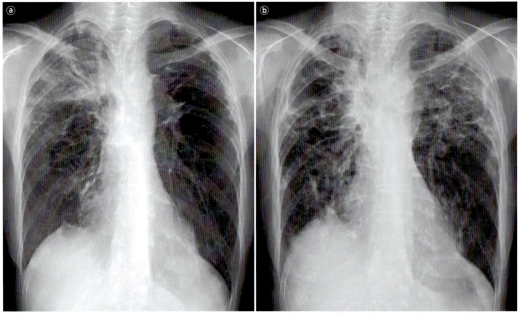

**図 5-1**　症例 1-2 の単純 X 線写真の推移

a) 2011 年，b) 2015 年
　4 年間で肺は荒廃の一途をたどった．

## 症例提示

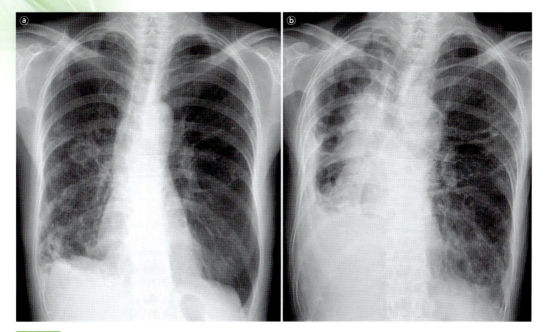

**図 5-2** 症例 2-3 の単純 X 線写真の推移

a) 2005 年, b) 2010 年

5 年間（途中 2 年間治療脱）で右肺を中心に肺の荒廃が進んだ．

　では，背景疾患を持たない宿主で（RA については，第 12 章でまとめて考察する），きちんと経過が観察でき，必要なときに適切な対応をすれば，こういうことは防げるのだろうか？

　ここでは，そのような状況で対応し，病状を制御できている症例を 2 例供覧しつつ，この問題を考えてみたい．

## 症例提示

### 症例 5-1 FC型で発症, 十分な期間の化学療法にもかかわらず再発, 拡大し, たびたびの入院での強力な治療でも難渋したが, 栄養指導, 運動指導などを機に改善した初診時77歳, 女性[*1]

2013年微熱, 咳, 痰, 体重減少 (-3kg) で初診となった.

右下葉に空洞を伴う浸潤影があり, 塗抹陰性, *M. avium* PCR陽性, 培養陽性でMAC症と診断, ただちにCAM＋EBで治療を開始し, 3か月後さらにSTFXを追加した. 菌は速やかに陰性化, 1年4か月後, 化療を終了し, 空洞もいったん消失した.

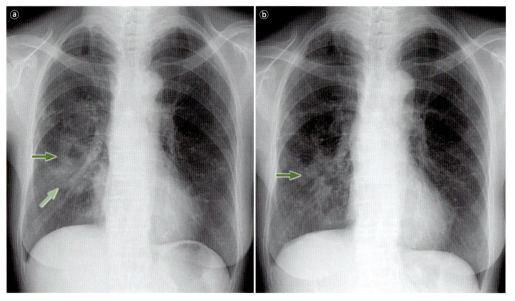

**図 5-3** 単純X線写真の推移, 初回化療終了まで

a) 初診時 (2013年): 右中肺野に巨大空洞があり (濃緑矢印), それに接して浸潤影がある (薄緑矢印).

b) 2014年: 16か月の化療で菌は陰性化し, 画像上も空洞は消失した (濃緑矢印).

しかしわずか4か月後, 2015年に陰影の増大があり, 検痰でも塗抹陽性 (G3相当), *M. avium* PCR陽性で, 再燃と診断, 治療を再開した. ところが治療再開後10か月目に, 治療中にもかかわらず再度空洞が出現し, 広範囲にすりガラス影が出現するなど大幅な悪化が起こり, 入院となった (次図). MACの治療として, 内服薬に加えAMKのDIV投与を行った. 広範なすりガラス影は, 検痰で緑膿菌も検出されていることから, 緑膿菌の関与もあると考え, MEPMのDIV投与も加えた. すりガラス影はやがて消失したが, その後も主陰影は改善せず, 治療効果ははかばかしくなかった.

さてどうすればよいだろうか?

---

[*1] 「第4章 空洞の考え方」の症例 4-3 として提示した症例の再掲.「第7章 運動と栄養の重要性」の症例 7-1 でも再説する.

# 症例解説

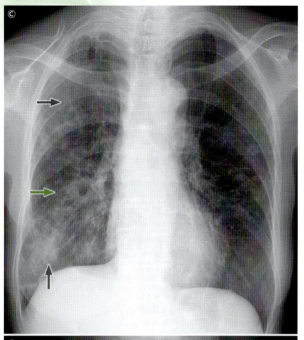

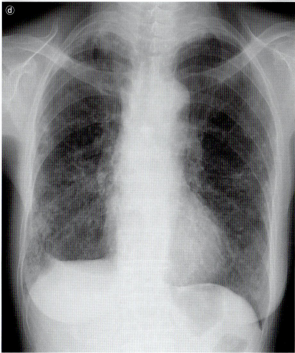

図 5-4 単純 X 線写真の推移，大幅悪化とその後

c）再治療開始後 10 か月（2017 年悪化時）：右中肺野の同じ部位に空洞が出現，右肺全体にまだらな浸潤影，すりガラス影（黒矢印）が広範に出現した．このすりガラス影は抗菌薬治療後，速やかに消失したので，一般細菌の関与もあったものと思われる．

d）4 年間の治療完了時（2019 年安定後）：右肺の空洞は消失，左右下葉に粒状影は残存，右肺に肺容積の若干の減少が見られる．

　この 2 回目の治療の途中で，薬物療法だけでは限界があると考え，強力な栄養指導，運動指導（ウォーキング）を勧めた．それらの効果で体重が増加し始めると，一転にわかに安定し，2019 年，4 年間に及ぶ（入院 2 回を含む）治療を終了することができた．

　その後も時折軽い再燃はあるが，短期間の化療で制御できており，初診後 10 年，本人は元気で毎日を過ごしている．肺機能も良好で VC は 1.65 → 1.46L と，10 年間で 200mL 減少しただけである．すなわち，肺の破壊は最小限で済んだと言える．

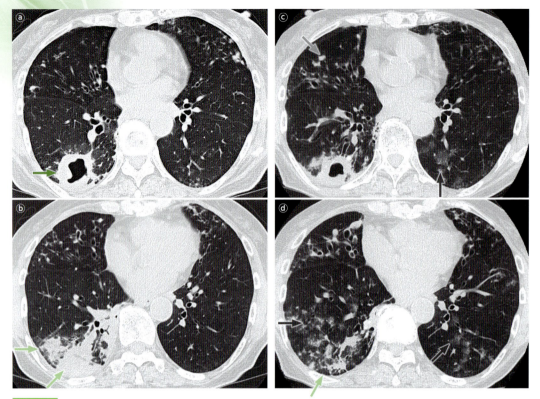

図 5-5　CT所見の推移

　a）初回治療開始時（2013年）：右下葉に塊状影とその中のかなり大きな空洞（濃緑矢印）．b）その尾側ではくさび状の浸潤影（薄緑矢印）．

　c, d）いったん消失した空洞の再出現時（2017年）：尾側の浸潤影は軽減しているが（薄緑矢印），斑状のすりガラス影が多発し（黒矢印），新しい炎症が広範に起こっていることを示す．また中葉舌区には軽い気管支拡張症と粒状影（灰矢印）が見られる．

　e, f）4年間に及んだ2回目の治療終了時（2019年）：空洞は消失，小さなくさび状の病変（薄緑矢印）がわずか残存するのみとなっている．粒状影は一部で増加しているが（濃緑矢印），これは肉芽腫型であり，これのみでは懸念する材料ではない．

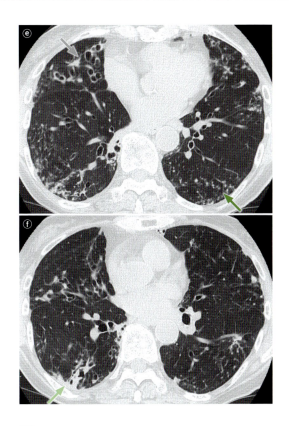

## 症例のまとめ

　本例は，大きな空洞が形成され，その周囲にも浸潤影（浸出型）が広く生じ，厳しい予後が予想された．実際，再燃で化療開始後も，一時右肺全体に及ぶ広範なすりガラス影を呈し入院加療を要するなど，4年間近く，2回の入院を含めて泥沼のような事態が続いた．

　その流れを変えることができたのは，途中から開始した強力な栄養指導〔入院中食べられないときは，栄養士による栄養指導，エンシュア・リキッド®（アボットジャパン合同会社，東京），カロリーメイト®（大塚製薬，東京）などの栄養補助食品の処方など〕の効果で，じりじりと減少していた体重が一転上昇に転じたあたりからである．また，もともと登山などを好んでいたので，規則正しいウォーキングを勧めたところ，患者は着実にそれを実行した．この，栄養療法，運動療法が薬物療法と並んで有効であったことを実感した症例である．

　なぜ薬物療法だけでは制御しきれない病勢を，栄養指導や運動療法が扶けて制御に持っていけるのだろうか？　これについては第7章を参照されたい．

## MAC 悪化時の混合感染

　基礎に気管支拡張症などの基礎病変を有する場合，急性の悪化で浸潤影，すりガラス影が見られた場合，これは MAC 単独でも起こりうるが，緑膿菌，*Klebsiella* などの混合感染によることも多い．迎らは，NTM 症悪化例の一般細菌の関与について気管支鏡検査を行い，16S rRNA 解析を行って検討したところ，嫌気性菌[*2]の関与が多く見られたと報告している．

　このような知識を踏まえると，MAC 症が急性に広範な浸潤影をもって悪化した場合，MAC 以外の病因菌，すなわち緑膿菌等の一般細菌に加え，嫌気性菌も関与している可能性を考え，これらに感受性のある抗菌薬を併用するのが適切である．もちろん気管支，肺への臓器移行がよいことも条件の一つである．抗菌薬の種類としては，カルバペネム系，キノロン系抗菌薬がこの条件を満たし，好ましい．セフェム系は一般に嫌気性菌に対する抗菌活性は乏しいので勧められない．

---

[*2] 嫌気性菌は，普通の検痰では検出されにくく，視野の外に置かれがちなので，この知見は重要である．

## 症例提示

**症例 5-2** 当初 NB 型で化療でいったん縮小したが，4 年後再燃し，制御に難渋した例，46 歳，女性[*3]

2014 年 7 月 健診で異常影として受診，MAC 症（*M. intracellulare*）と診断．第 1 回化療を 2 剤（CAM ＋ EB）で行った．

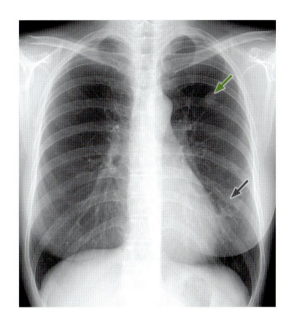

**図 5-6** 単純 X 線写真

初診時（2014 年）：左上肺野に計 2 cm 大の結節影（濃緑矢印），このほかに舌区にも小浸潤影と気管支拡張（黒矢印）があり，MAC 症 NB 型と診断，1 年間の化療で結節はいったん消失した．

---

[*3] 第 4 章 症例 4-7 の再掲．

# 症例提示

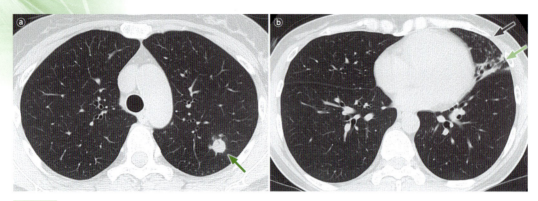

**図 5-7** 初回，2014 年の CT 像

a）左上葉に結節を認める（肉芽腫型）（濃緑矢印）．

b）その他には舌区領域に軽度の気管支拡張（薄緑矢印）と小浸潤影，結節影，粒状影（黒矢印）があり，上葉の結節が大きいのがやや変則的ではあるが，NB 型の所見と判断される．

# 症例解説

　その後安定していたが，1年6か月後に再燃．初回病巣とは異なる部位，左中～下肺野に塊状影，および空洞が形成され，菌も陽性で，CAM＋EB＋STFX 18か月を行った（図略）．

　その1年後（初診後4年），2018年，2度目の再燃があり．上葉の空洞の再出現に加え，中・下肺野に塊状影を形成，内部に空洞が出現した．また周囲には広範囲にすりガラス影を伴っており，非常に高い活動性が推定された．化療に加え，AMK週2回，およびmPSL 80mg 3日間のDIV治療を加え，ようやく落ち着きを得た．

　2021年（初診から7年後），咳，発熱とともに3度目の再燃が起こった．

　入院のうえ，CAM＋EB＋STFX，AMK週2回のDIV治療を加えた．これで落ち着きを得たので，外来で同メニューを継続し，1年後ようやく沈静化した．

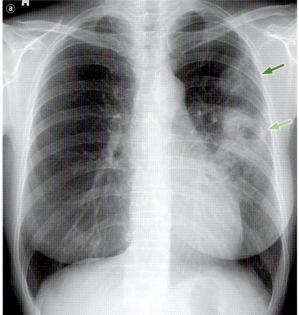
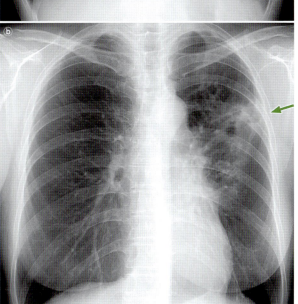

**図5-8** 再熱時の胸部X線写真

a）2度目の再燃時（2018年）：左上葉にも結節が再出現（濃緑矢印）．左中肺野に塊状影（薄緑矢印），その内部に空洞が見られる．

b）3度目の再燃時（2021年）：中肺野の陰影は縮小，上肺野の陰影は濃くなり（濃緑矢印），あたかも陰影全体は頭側にシフトしているかのように見える．

症例解説

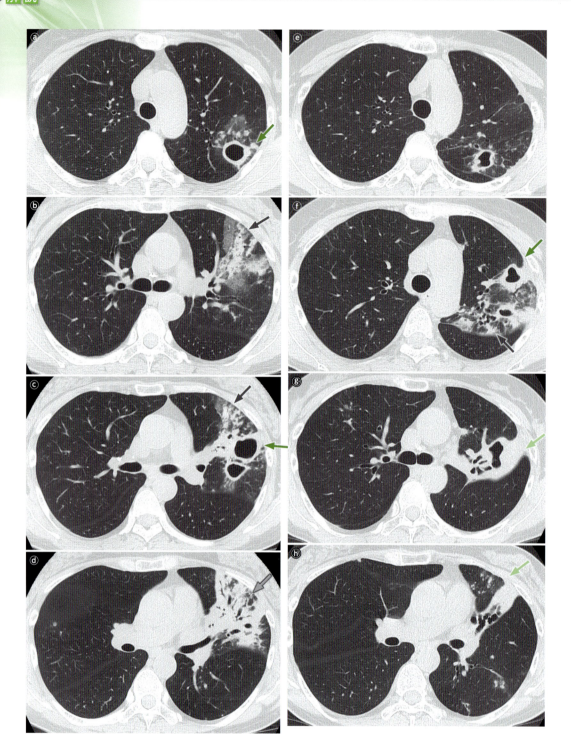

104

**図 5-9** 2度目の再燃時（2018 年，a 〜 d），3 度目の再燃時（2021 年，e 〜 h）のCT像

　a）左上葉の結節は再出現し，拡大，空洞化，周囲にすりガラス影や散布性結節を認める（濃緑矢印）．強い炎症がうかがわれる．

　b）そのやや尾側のスライスで区域性に広がる浸潤影，すりガラス影があり（黒矢印），菌の散布に対する宿主の激しい免疫応答を示している．

　c）区域性の浸潤影（黒矢印），その中に複数の空洞が形成されている（濃緑矢印）．

　d）区域性の浸潤影（灰矢印），非常に濃厚な陰影で，内部は病理学的には乾酪壊死が進行しつつあると考えられる．

　これらは「浸出性」とまとめられる．これらの激しい炎症を抑えるために，化療に加えて，経口 PSL を短期間併用した．

　e）左上葉の空洞は縮小．

　f）3 年前（2018 年）の区域性浸潤影（b）の部位に空洞が出現してきた（濃緑矢印）．左 $S^{1+2}$ には，まだらな小浸潤影，すりガラス影が広く広がっている（黒矢印）．

　g, h）しかし，舌区の広範な浸潤影は縮小して，境界は明瞭化，その内部には気管支拡張症や空洞形成が見られる（薄緑矢印）．この部位は固まりつつあるといえる．

# 症例解説

　3度目の再燃から2年経った2023年現在，経口の化療は継続中．排菌は微量で持続している．

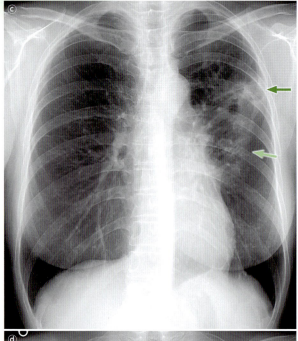

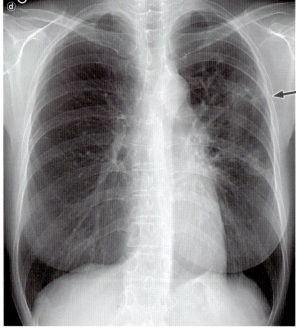

図 5-10　最近の胸部X線写真

　c）初診7年後（2021年，再掲），3回目の再燃時の単純X線写真：左中肺野の塊状影は縮小傾向（薄緑矢印），しかし増大してきた上肺野の空洞と一体化してきている（濃緑矢印）．

　d）初診9年後の現在（2023年）：肺野病変は大きく退縮している（黒矢印）．

## 症例のまとめ

　本例は，症例 5-1 とは同じ空洞例とはいえ，ニュアンスが異なる．次々と新しい場所に空洞が形成されている（症例 5-1 は同じ部位であった）．空洞のでき方は複雑で，結節（肉芽腫性）の内部にできる場合（図 5-9a）と，まず肺炎様陰影，すなわち区域性の浸潤影，すりガラス影ができ（浸出性），そこから空洞が発生してくる場合（図 5-9c）とが見られる．これらの空洞は，病理学的には肺組織が乾酪化により破壊され，壊死物質が外に排出されて，代わりに空気が入り込むことで形成されていると考えられる（結核と同じ）．

　強力な化学療法を行うと，通常一定の効果は見られ，これらの病変は収縮してくる．空洞も縮小する．しかし他の部位に新たな病変が形成され，そこが空洞化する．そのような経過の中で肺が徐々に破壊され，肺機能も低下してくる．

　本例では初期の肺機能は測定していないが，直近で%VC は 114% であり，幸いなことに適切な治療で肺の破壊，肺機能の低下を最小限に抑え得ている．

## パターンA—解説

　この2例（症例5-1, 5-2）は激しい病像（空洞化，そこに一般細菌の混合感染も加わって）を呈し，制御に難渋したが，さまざまな工夫を重ねてなんとか制御できている例である．実際，本章冒頭に示した進行を阻止できず悲惨な経過を取った2例（第1章の症例1-2，第2章の症例2-3）は，いずれもこのような対応が，それが必要な時期に取られなかったことが不良な予後の原因の1つと考えられる．

### 必要に応じ一般抗菌薬の併用を

　症例5-1における再悪化時の浸潤影，すりガラス影に対しては，一般細菌の関与を考え，嫌気性菌にも抗菌活性のある MEPM を使用，急性期を切り抜けた．MAC 症の活動期に浸潤影を見たときは，常に嫌気性菌を含む一般細菌の混合感染の可能性を考えるべきである．

### 時には短期のステロイド併用も治療効果を高める

　空洞化は菌それ自身の特性ではなく，菌に対する宿主の過剰免疫応答の結果生じることが，結核の研究で明らかとなっている．特に症例5-2（図5-9-f）では広範なすりガラス影，浸潤影の中に空洞が生じており，まさに過剰免疫応答の発動であると考えられる．
　このような場合，感受性のある抗菌薬を十分量投与するだけでは制御できないことがあり，短期のステロイドの併用（ミニパルスを含む）が卓効することがしばしばあり，海外にもそのような症例報告がある．
　一般に重症の結核症に短期間ステロイドを併用することについては従来さまざまな試行が行われ，複数のメタ解析でその有効性が認められている．

### 栄養療法，運動療法

　また，これらの例では免疫応答が不安定化（低下ではなく）していることが考えられ，その安定化のためには栄養療法と並んで規則的な適度の身体運動，具体的にはウォーキングがしばしば有効である．ウォーキングがなぜ奏功するか，そのエビデンス等については第7章で述べる．

## 症例提示 Ⅲ

**パターンB　NB型で，治療でいったん縮小化するが，観察中に結節影が増加し治療が必要になる．その繰り返しで徐々に画像上病変の範囲が拡大してくる．しかし空洞はなく，呼吸器症状，全身症状は乏しい．**

このパターンでは，再発は繰り返し起こるが，いずれも肉芽腫型で，空洞は形成しない．忍耐強く，その都度の短期化療で対応していくのがよい．

### 症例 5-3

再燃，その都度短期治療を繰り返し（計8回），画像上は病変の拡大傾向が続いたが，22年経過後もQOL・肺機能は良好に保たれている．初診時56歳，女性[*4]

2000年6月，健診で異常影を指摘され初診，気管支鏡でMAC症（*M. avium*）と診断，化療（CAM＋EB＋RFP）12か月を行った．

しばらく安定していたが，親の介護，孫の養育，引っ越しなどのストレスを契機にたびたび悪化（画像上の増悪，および排菌：培養50〜150col）計7回，その都度3〜6か月の化療を行った．肺陰影は徐々に拡大したが3年前より一転縮小に向かっている．また気管支拡張症が顕在化してきている．

一方自覚症状は乏しく，肺機能も％VCで見ると不変である．これをどう考えたらよいだろうか？

---

[*4]　「第10章 MAC症と気管支拡張症」症例10-2でも再説．

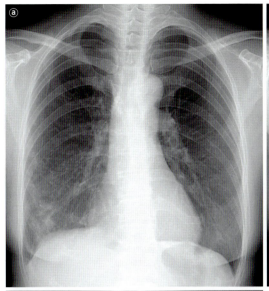
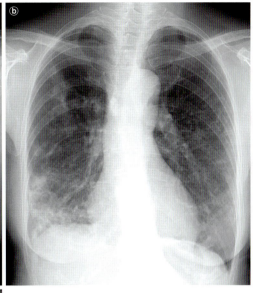
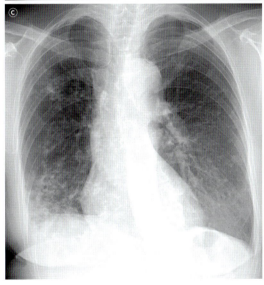

図 5-11 単純 X 線写真の推移

a) 初診に近い時期（2005 年）：右下肺野に結節影の集合が見られる．この時点では肺容積の減少は見られない．

b) 初診 21 年後（2021 年）：右下肺野に結節影，浸潤影が大きく増加，右上肺野，左下肺野にも結節影が出現してきた．

c) 初診 23 年後の現在（2023 年）：肺野陰影は退縮傾向であるが，右肺の容積低下が見られる．画像だけから言えば右下肺野では着実に進行しているようにも見られる．

### 症例提示

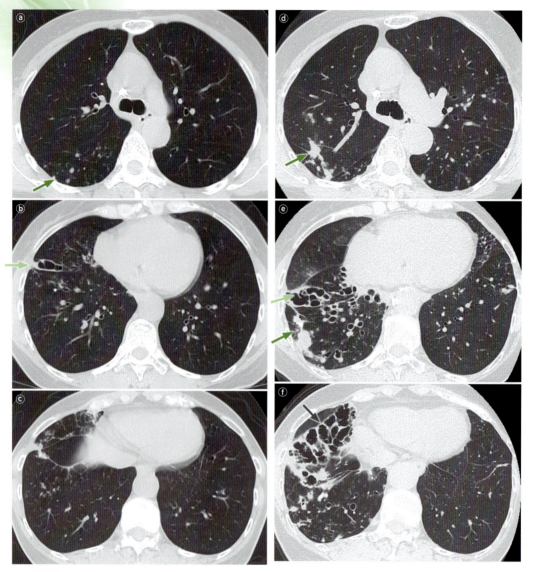

**図 5-12** CT所見の推移

a〜c）初診に近い CT（2005 年）：右 $S^6$ に結節影の散布が見られるが（濃緑矢印），いずれも境界は鮮明で，典型的な肉芽腫型である．右中葉 $S^8$ に局所的な気管支拡張症がある（薄緑矢印）．NB 型と言える．

d〜f）初診後 21 年（2021 年），陰影が最も悪化した頃の CT：右 $S^2$，$S^6$ にいくつもの結節，あるいはそれらが融合した粗大な結節が見られる（濃緑矢印），右 $S^8$ に限局性の気管支の破壊性拡張が見られる（薄緑矢印）．中葉に高度の気管支拡張症が出現している（黒矢印）．

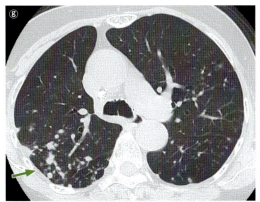
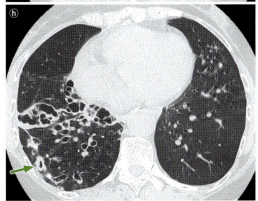
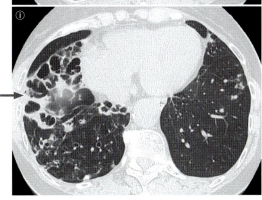

g〜i）初診後 23 年目（2023 年）の CT：右 S² に結節群が見られるがいずれも境界明瞭な肉芽腫型であることに注目．h）で下葉胸膜沿いにあった結節影は退縮し（濃緑矢印），その代わりに一見空洞様の構造が見られるが（黒矢印），これはいずれも拡張した気管支である．

全体として，気管支の拡張性変化が強くなってきているが，肺野病変はいずれも肉芽腫型で，経過とともに退縮〜消失しており，肺の破壊は軽度である．

## 症例のまとめ

本例は NB 型で発症，たびたび再燃が見られ，その都度短期の化療（3〜6 か月）で対応してきた症例．単純 X 線写真で見ると，一見，病変は着実に進行，拡大しているように見えるが，症状は乏しく，肺機能を％VC で見ると変化はない（年齢相応の低下）．家族，友人たちと，春秋は低山歩き，冬は山スキーなどを楽しみ，明るい日常を送っている．化療は 22 年間で合計 3 年余，期間は 1/7 程度であった．

この患者の画像の推移を検討すると，病変は 2 種類ある．肺野の多発する結節影（肉芽腫型），一方で気管支（中，下葉）は破壊性拡張が進んでいる．

肺野病変は，治療によって，あるいは自然経過で形成→縮小，消失を繰り返しており，周囲の肺は実はあまり破壊されていない．この肺野病変の推移は，肉芽腫が形成され〔免疫が適度（moderate）に働いている〕，それが徐々に瘢痕化している過程と推定される．空洞はない（拡張した気管支を空洞と誤認しないようにしたい）．

気道病変としては，中，下葉に気管支拡張症が進行している．これが単純 X 線写真上陰影が増加しているように見える主因であるが，繰り返すがこれは化療を継続する理由にはならない．実際この 18 年間で気管支拡張症に由来するトラブルは起こっていない．

なお，MAC 症では肺野病変の消長とは無関係に気管支拡張症が徐々に進展してくることはしばしば見られる（第 10 章参照）．

あくまで，肺機能（肺の破壊の有無、その程度）と患者 QOL を重視したい．

## 症例提示

### 症例 5-4
NB型，まったく無症状，CT での増悪で短期治療を繰り返し，11 年間経過．陰影はやや増加しているが，症状もなく体重減少もない 63 歳，女性

2011 年 4 月，初診．気管支鏡で，塗抹陰性，*M. intracellulare* PCR 陽性，培養も陽性（10col）で MAC 症との診断確定であったが，本人の希望で経過観察となった．

1 年 8 か月後，CT にて左下肺野で陰影増悪があり，治療（CAM ＋ EB）を開始したが，2 か月後，全身の発疹で EB を中止，代わりに STFX を加えた．しかし 5 か月後に再度発疹が出現，すべての化療を中止した．代わりに指圧治療，体操を勧めた．

以後 3 年間は一進一退であったが，2015 年以降，計 4 回の画像上の悪化が見られ，その都度 CAM ＋ STFX を 3 か月間投与した．これらの再燃には常に家族の介護というストレスが関わっていた．症状はなく，体重減少もない．

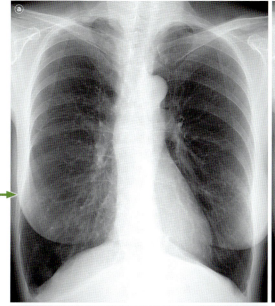
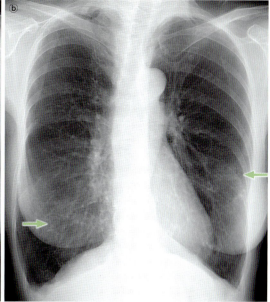
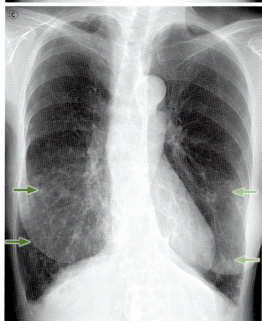

**図 5-13** 単純 X 線写真の推移

a) 初診時（2016 年）：両側下肺野にわずかに粒状影を認める．

b) 6 年後（2017 年）：左中〜下肺野にかけ結節影や粒状影が増加してきている（薄緑矢印）．右下肺野もわずかに粒状影が見られる．

c) 2022 年：両側下肺野に大小の結節影，粒状影，網状影が増加している（濃緑，薄緑矢印）．

症例提示

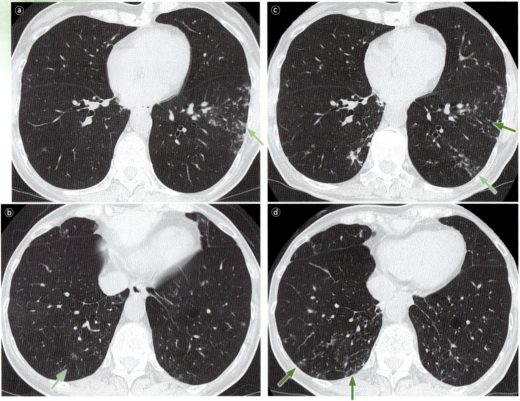
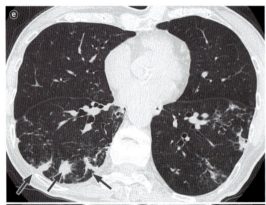
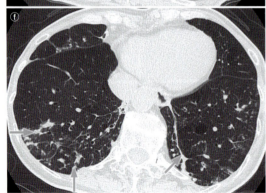

### 図 5-14　CT所見の推移

a) 初診時（2011年）：左下葉 $S^8$ に粒状性の規則正しい散布が見られる（小葉中心性）（薄緑矢印）．b) 右 $S^{10}$ にもごくわずかだが粒状影が見られる（薄緑矢印）．

c) 6年後（2017年）：左 $S^8$ の散布性粒状影は消退傾向（濃緑矢印）だが，$S^{10}$ に新たな散布が見られる（薄緑矢印）．d) 右 $S^{10}$ には網状影があり（濃緑矢印），よく見ると，一時広がった散布性粒状影が消えかかったものである（濃緑矢印）．

e) 11年後（2022年），右下葉に胸膜に接して結節影が出現している．その一つ一つはふっくらとした円形ではなく，金平糖のようなギザギザがあり，強い収縮傾向を窺わせる（黒矢印）．f) 左肺野も同様（灰矢印）．

# 症例解説

## Ⅲ 症例のまとめ

　本例は11年間かけて，少しずつ，粒状あるいは結節状陰影が下肺野中心に拡大してきている．しかし，それらは収縮傾向が強く，この患者の宿主免疫はこれらの病変を瘢痕治癒に導いていると考えられる．

　化学療法薬に対して強いアレルギー性皮疹が発生するため，数回の治療はいずれも3か月程度で打ち切らざるを得なかった．したがって，ほぼ自然史を見ているものと思われる．

　本例は全経過を通じて呼吸器症状，全身症状はなく，低アルブミン血症や貧血もない．体重も変わらず，肺機能もVCが11年間で300mL低下したのみである．このように，画像上一見進行しているように見えても，画像，血液検査，肺機能などを総合的に評価すると，強い自然治癒力を持っているようで，そもそも短期の治療介入さえ要らないのかもしれない．

　また，画像上の悪化（やや広い陰影の拡大）をもって再発と考え，治療を行ったが，その都度の検痰で菌は証明されておらず，厳密には再発とは言えない．このようなことは肉芽腫型のMAC症の場合しばしば起こり，臨床の現場では苦慮するところである．

## パターンB―解説

　この2例からは，一見陰影が増加し続けるように見えても，肉芽腫型がメインである場合は予後は比較的良好であることを学んだ（別の症例でも示した）．肉芽腫形成は，それがメインである場合，抗酸菌に対する穏やかな防御機転の発動を示し，それはやがて収縮し瘢痕へと移行していく．また肉芽腫形成形成だけでは肺の破壊はさほど起こらない．

　病勢の評価，治療の要否は，単純X線写真や血液検査だけではなく，CT所見の解析（肉芽腫型か，浸潤型か），全身状態（アルブミン，貧血の有無など），本人のQOL，肺機能の推移などをあわせて総合的に判断することが重要である．

　この2例ではその都度の短期の化療の反復で対応してきたが，結果的にはそれでよかったと思われる．このような例に延々と連続して化療を行うと，その精神的な悪影響は大きく，QOLを低下させ，ひいては免疫能の低下も来し得て，第4章症例4-1で示したような不良の転機を取ることもあり得るし，最悪の結果も招来しうる．

　第4章で提示した症例4-1は23年の経過で死に到ったが，筆者が30年前に経験した例で，前医で8年間ひたすら化療が続けられ，また自宅内謹慎を命じられ，その間にもともと明るい性格であったのが，すっかり鬱になってしまったと家族は証言する．それが病勢に大きく影響したと現在の私は考えている．その例も最初は普通のNB型であった．私はこの例以降，努めて治療を短期とし，患者に安心感を保証するようにしているが，その効果か，進行して悲惨な経過となった例を1例も経験していない（手術や菌種交替のための他院転院例を除く）．

　患者を精神的に落ち込ませないことは，MAC症に接する臨床医の基本的な心構えだと思う．

―参考文献―

### 空洞形成の機序（病理学，免疫学）

1）　岩崎龍郎. 第 5 章 肺結核症の発病と進展. 結核の病理 改訂. 東京：結核予防会，1997：97-8.

2）　Hunter RL. Tuberculosis as a three-act play: a new paradigm for the pathogenesis of pulmonary tuberculosis. *Tuberculosis (Edinb)* 2016; **97**: 8-17.

3）　岩井和郎. 第 1 章 結核病理の基礎知識. 図説・結核の病理：結核症の発病，進展，重症化の機序. 東京：結核予防会，2012：26-31.

4）　Stek C, Allwood B, Walker NF, et al. The immune mechanisms of lung parenchymal damage in tuberculosis and the role of host-directed therapy. *Front Microbiol* 2018; **9**: 2603.

### 嫌気性菌の関与

5）　Yamasaki K, Mukae H, Kawanami T, et al. Possible role of anaerobes in the pathogenesis of nontuberculous mycobacterial infection. *Respirology* 2015; **20**: 758-65.

### 重症結核におけるステロイドの効果

6）　Critchley JA, Young F, Orton L, et al. Corticosteroids for prevention of mortality in people with tuberculosis: a systematic review and meta-analysis. *Lancet Infect Dis* 2013; **13**: 223-37.

### 肺炎型にステロイド

7）　Waller EA, Roy A, Brumble L, et al. The expanding spectrum of *Mycobacterium avium* complex-associated pulmonary disease. *Chest* 2006; **130**:1234-41.

### 肺野病変が制御できても最後に気管支拡張症が出てくる．軽症 MAC 症の多施設共同研究

8）　Kimizuka Y, Hoshino Y, Nishimura T, et al. Retrospective evaluation of natural course in mild cases of *Mycobacterium avium* complex pulmonary disease. *PLoS One* 2019; **14**: e0216034.

# 再発にどう対処するか？

　NTM 症の再発の定義については，内外のガイドラインには，治療終了後一定期間をおいて検痰で NTM が連続 2 回以上確認されること，とされている．もちろん通常は画像上で既存の陰影の拡大，新たな陰影の出現を伴う．しかし，画像所見での増大のみで再発とする定義はない．

　初回治療後の再発は，諸家の報告によれば，3 ～ 5 年以内に 30 ～ 50%に起こり，特に NB 型に多いとされる．

　これほど多い事態であるにもかかわらず，この再発にどう対応すべきか，内外のガイドラインに，そのレジメン，期間について，エビデンスに基づく記載がまったくない．そもそも治療が必要なのかどうかについても．

　一説に，再発時には初回化学療法が効きにくいので，注射薬を含めたより強力な治療を勧めるとの記述もある．しかしこれらは菌についてのみの議論であって，患者の全体像を見据えての議論ではない．

　そもそもすでに初回治療だけで消化器系の副作用や精神的な不安，抑圧を受けて苦しんだ人に，より強力な治療を長期に，ということが可能だろうか？　また，再発したとして（約半数に起こるわけだが），本当に再発例の予後は悪いのだろうか？　生命予後，肺機能上の予後，QOL についてはどうなのだろうか？

　これら総合的な視野に立った議論がないまま，菌の陰性化だけを目標に副作用の多い強力な治療，それも長期治療が提唱されているが，そのような必要性は，特に NB 型の再発の場合，ほとんどないということを私は多くの患者の診療経験を踏まえて主張したい．

　本章ではこのことについて，まず諸家の説を参照し，そのうえで一つ一つの症例を見て考えていく．

## 再発の2つの形式，内因性再燃か外来性再感染か，その頻度

　MAC症初回治療後の再発率（recurrence rate）についてはいくつかの報告があり，10～48%とされる．

　再発には2種類ある．前回の治療でなお残留していた菌が再び活動を開始する内因性再燃（relapse）と，周囲の環境から新たな菌を吸入して起こる外来性再感染（reinfection）である．ただし，臨床の場ではこの2つを常に区別できるわけではない．

　再発時の菌を詳しく（菌種だけでなく，遺伝子学的手法も使用して）調べた報告はこれまでに3つある．米国のWallaceは75%が初回とは異なる菌であったとし，韓国のKoh，Jhunはそれぞれ74%，73%で異なる菌であったと報告している[2)～4)]．これらは遺伝子学的手法で解析したものであり信頼度が高い．すなわち，米韓3つの報告がほぼ一致して，再発の75%前後で異なる菌であり，すなわち環境からの再感染であることを示している．

　再発に関する因子は，いくつか言われている．X線病型別には，NB型に多く（33～55%），FC型では16～25%と少ない．初回の治療期間については，関係あり（初回の治療期間が長いほど再発が少ない）とする報告が1つあるが，関係なし（治療期間が標準より長くても短くても再発率は変わらない）とする報告が2つあり，後者のほうが規模が大きく（前者154例；後者228例，631例）信頼度が高い．
　その他の因子として，残存空洞や気管支拡張症病変が高度である，画像上病変分布が広範である，などが挙げられている．

　NTMは環境の常在菌であり，気管支拡張症など既存の肺構造の改変があると吸入された菌はそこに定着しやすく，これから再感染となりやすい．普通の気管支拡張症においても，MACの外来性の定着，発症は少なくない．
　MAC症においては，これまでの章で示してきたように，肺野病変の経過の良し悪しに関わらず，気管支拡張症は非常に高率に合併，あるいは発生，進展する．MAC症の本質的属性の一つである（詳細は第10章参照）．
　とすれば，MAC症NB型において，気管支拡張症は経過が長いほど高度となるので，この部への外来性の吸入，定着から再発に繋がることは起こりやすいわけで，3/4は再感染という数字も頷ける．

## 再発時の治療：筆者の考え

　以上を踏まえて，MAC症の再発にどう対処すべきかを考える．
　まず，どのガイドラインにも，再発時の治療について，レジメン，期間についてエビデンスのあるものは示されていない．
　再発の多くは再感染であるとすれば，再発時の治療はそれが起こった場合に新たに開始すればよい，と筆者は考える．NB型において，外からの再感染を防ぐためだけに延々と化療を続けるのは，いたずらに患者を苦しめるだけである．先述のように，初回の治療期間と再発率は関係がない．すなわち，治療期間の延長は再発率の低下に寄与しない．

### 再発と生命予後

　そもそもこれほどの高い率で再発が起こるにしては，MAC症による長期予後は非常によい．わが国でnも大きく，信頼度の高い報告はHayashiら埼玉県立循環器呼吸器病センターから出ているが（n＝634，観察期間4.7年），MAC特異的な死亡率（悪性腫瘍，肺炎などを除外して）は，5年で5.4％，10年で15.7％であったと報告している．
　これが同じ再発といっても悪性腫瘍の再発とはまったく異なる点である．MAC症の再発（多くは再感染）はきわめて緩慢な経過を取り，あるいは自然治癒するなど，予後はけっして悪いわけではない．わが国では，再排菌を防ぐためと称して2〜5年という超長期の化学療法が広く行われているが，患者の長期服薬の精神的，身体的苦痛，QOLの低下を考慮すると，賛成できない．一体何のために，誰のために治療しているのかを冷静に考えるべきである．

## 肺機能上の予後

また，QOLを構成する一つの大きな因子として肺機能がある．NTM症358例について肺機能の推移を3年以上観察した韓国からの報告によれば，肺機能の推移は，観察のみ群，治療成功群で大きな低下はないのは当然として，治療失敗群においても，一部の例で大きな低下は見られるものの，残余の例では意外なほど低下していない．この研究は，菌の陽性，陰性で評価される診療の成否と患者の肺機能とは必ずしも並行しないことを示していると筆者は考える．

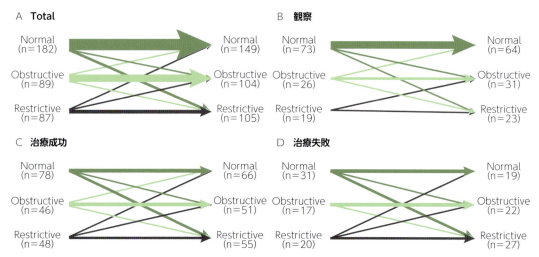

**図6-1** 長期観察されたNTM症の肺機能の推移（358例，3年以上観察）

(Park HY, Jeong BH, Chon HR, et al. Lung function decline accoding to clinical course in nontuberculous mycobacterial lung disease. *Chest* 2016; **150**: 1222-32 より転載)

## ● 再発時の治療を考えるうえでのもう一つのポイント

従来まったく言及されていないが，本書でたびたび強調しているように，HRCT画像の読影を通じて菌と宿主免疫の相互関係を見極めることは，再発時の治療を考えるうえで大いに有用である．

画像で新しく出た病変の大部分が肉芽腫型である場合は，宿主免疫は安定しており，たとえ新たな散布が起こってもほぼ確実に肉芽腫の中に封じ込まれる．肺の急速な破壊，進展は起こりにくい．その場合，化学療法は必要最小限（3〜6か月）でよく，12か月など長期にすることは意味がない．

一方，新出陰影が浸出型や空洞（大きめ，FC型）である場合は，覚悟を決めて安定化が得られるまで長めに継続すべき，というのが筆者の意見である．

以下，症例を示しつつ，この問題を考えていきたい．

## 症例提示

症例 **6-1**
1年間の化学療法の後安定，11年後に再発（外来性再感染）した初診時64歳，女性[*1]

2005年初診，気管支拡張症として経過観察していたが，5年後の2010年5月，画像上の大きな悪化があり，菌も陽性となったので〔*M. avium* PCR（＋），培養5〜10col〕，初回化学療法（CAM＋EB）を1年間行った．菌の陰性化と画像所見の改善を認めて治療を終了した．しかし，右 $S^2$ には気管支末梢部に著明な変形，拡張が起こっており，次の再発の母地となりうることが懸念されていた．

### 11年後の再発

その後は安定した経過であったが，治療終了後11年経った2022年4月，軽微な咳を訴え，画像上右上肺野に広く粒状影が出現しており，検痰で *M. intracellulare* PCR陽性，培養陽性で，MAC症再発（再感染）と診断した．

---

[*1] 本例は，「第2章 治療開始時期」症例2-2で，5年間の観察の後治療し，以後良好な経過だった例として提示した，その後の再発例である．

## 症例解説

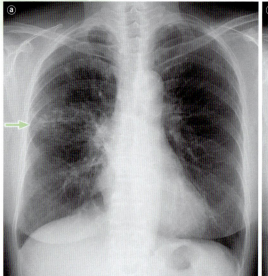
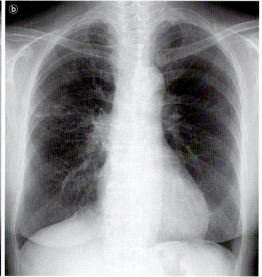
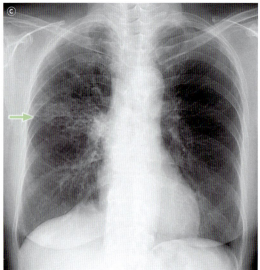

**図6-2** 単純X線写真の推移

a) MAC症の初回治療を開始時（2010年）：右の中肺野に小結節影，粒状影の集簇が見られる（薄緑矢印）．

b) 7年後の安定期（2017年）にはそれらの陰影はあらかた消失している．

c) 11年後の再発時（2022年）には再びほぼ同じ部位に小結節影，粒状影の集簇が出現した（薄緑矢印）．

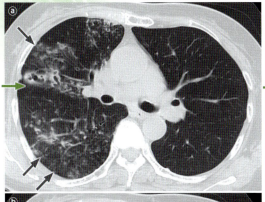
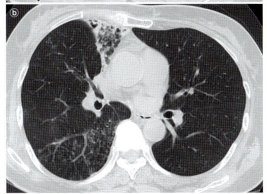
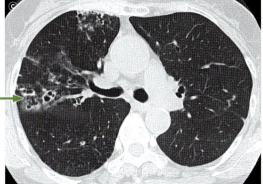
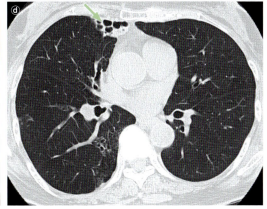
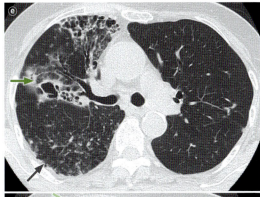
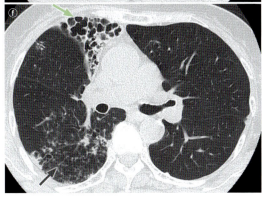

### 図6-3　CT所見の推移

a, b) 初回治療時（2010年）：右上葉と下葉に広く粒状影が散布している（黒矢印）．$B^2$には若干の拡張が見られる（濃緑矢印）．

c, d) 途中の安定期（2017年）：肺野の粒状影は減少．右$B^2$末梢部に顕著な変形拡張が見られる（濃緑矢印）．中葉にも気管支拡張症が出現してきている（薄緑矢印）．

e, f) 11年後の再発時（2023年）：$B^2$の末梢部の局所的な気管支拡張（濃緑矢印）の周囲，そして$S^3$に広範に気管支拡張症，その周囲の浸潤影が出現してきた（薄緑矢印）．また$S^6$には粒状影が再出現してきている（黒矢印）．

本例は初回治療の後に$B^2$の変形（構造改変）が残り，そこに新たに吸い込まれたMACが定着し，再発に繋がったと推定される．

## 再発後の対応

自覚症状は軽微な咳以外はなく，体重減少などの症状もなく，全身状態は良好であった．肺機能の悪化もない．患者が，初回の1年間の治療が精神的にとても辛かったので，さらなる治療はしたくないとの意向であり，それを尊重してその後6年間観察を続けている．右上肺の粒状影の集簇は増悪，改善を繰り返していたが，最近は明らかに消退傾向となってきた．

## 症例のまとめ

本例は11年後の再発であり，喀痰から検出された菌は *M. intracellulare* であり，初回とは異なる菌の定着が起こっていた．すなわち再感染である．再発確認後，本人の強い希望で無治療とし観察を続けているが，症状はまったくなく，画像上は一進一退で，最近はむしろ消退傾向である．すなわち，再感染が起こっても，必ず治療を必要とするわけではないことをこの例は示している．

再発例に対し，実際に治療を行った例とその治療経過については，第3章，第5章，第7章，第8章などでも提示しているのでそちらを参照されたい．言えることは，再発の制御は，肉芽腫型であれば比較的容易で，短期化療だけで十分である，ということである．

## 再発とストレス

　再発した患者を診るうえで非常に重要なことがある．丁寧に問診すると，仕事上，あるいは生活上の強いストレスが関与していることが多いということである．

　同じ抗酸菌症である結核の再発にしばしばストレスが関与することは，すでに教科書的に知られている．わが国で多い外国人の結核の発症は，日本に移住後 1 年以内に多く，これはまったく異なる生活環境に移ったことのストレスが関与していると考えられている．これは全世界のすべての移民の結核についても言えることである．

　ストレスが発症，悪化に関与する疾患としては，他に，RA などの膠原病，サルコイドーシスなどがあり，これらについては定説となっている．
　これらの疾患は，その成り立ちに免疫が関与する疾患であり，MAC 症も同様に免疫が関わる病気なので，ストレスが MAC 症の再発に与ってもなんら不思議ではないが，従来そのような言及はほとんど見られない．しかしエキスパート間の personal communication ではしばしば意見が交わされるテーマである．筆者の経験では 7 割くらいに生活上のストレスの関与が認められる．

　MAC 症の発症，悪化に関与するストレスとしては，高齢女性（60 〜 70 歳）の場合，次に挙げる 3 つのパターンが見られる．
　　①親（悪性疾患，認知症，超高齢）の介護
　　②配偶者の重い病気，病没
　　③娘からの依頼で孫の養育を務める
　これらは，医師の側から質問しないかぎり本人からは申告されることはまずないので，医師側から積極的に尋ねることが必要である．
　聞き出したこのストレスを，できることなら，軽減，除去，あるいは回避させることで，治療経過が著しく良好になることを強調しておきたい．

　まず，実際にストレスで MAC 症が悪化することを画像で確認できた例を供覧する．

## 症例提示

### 症例 6-2 精神的ストレス（癌告知）がきっかけとなって急な経過で悪化したMAC症．67歳，女性

2017年，偶然発見された左下葉の結節影の精査のために初診．20年来のRAがあり，また25年前にMAC症で治療の既往がある．

右上葉のBAL液から *M. avium* PCR，培養陽性（10col）であったが，左下葉の結節影についてはTBLBにて腺癌の所見が得られた．

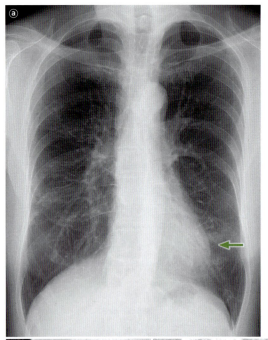

**図6-4** X線写真とCT

RAの治療中に見られた左下肺野の結節影（a．濃緑矢印）について，CT検査が行われた．左下葉の結節は肺癌の特徴を示しており（c），生検で腺癌と診断された．

ただちに癌専門病院に紹介した．そこで行われた術前の評価（当院での最後の受診の2週間後）で，単純X線写真で右上葉に2個の結節影が新たに出現しており（図6-5-b），またPETで同部位に取り込みあり（図6-5-c），評価のために逆紹介となった．

初診時のCTを振り返ると同部には軽度の気管支拡張とその周囲のわずかな粒状影を認めるのみだったが（図6-4-b），この画像所見はMAC症に合致し，25年前のMAC症の治療歴，今回のBAL液のMACの微量陽性とあわせ，この時点でほぼ安定した経過のMAC症と判断された．

それがわずか2週間で炎症性の結節を形成した．本例は潜在性のMAC症の精神的ストレスを契機とした悪化と判断され，CAM＋EBを開始し，再度癌専門病院に戻した．

## 症例解説

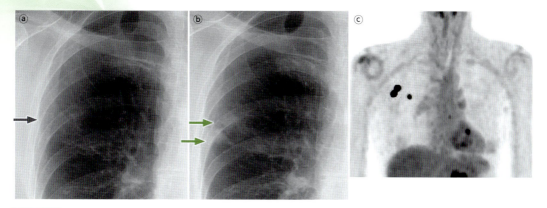

**図 6-5** 肺癌の診断確定時
a) 初診時のX線写真：右上葉に小範囲に粒状影が見られる（黒矢印）．
b) 2週間後：同じ部位に径2cmの結節が2個出現している（濃緑矢印）．
c) PET：結節の部位に一致して強い取り込みが見られる．

　1か月後左下葉切除術が行われ，stage Iの肺腺癌であった．外科治療終了後，当院でMAC症に対する化療（CAM＋EB）を継続した．途中重い胃症状が出現したがなんとか克服し，6か月の投与で終了とした．その後は安定した経過を取った．4年後，軽度の再発が認められCAM＋EBの化療を3か月行い，その後は経過観察を続けているが，手術6年後の現在，安定した経過である．

## 症例のまとめ

　本症例は当院で診断，癌の告知後，癌専門病院での術前精査の間のわずか2週間で，右上葉のMAC症病変（ほぼ安定病変）の部位に一致して炎症性の結節が出現した．本人に尋ねると，癌の告知を受けて精神的動揺が大きかったという．その精神的ストレスで強い免疫応答が起こり，炎症性の肉芽腫を形成したものと思われる．
　ストレスがこれほど短い期間でMAC症の悪化を来しうることをこの症例は教えてくれている．

## 症例提示

### 症例 6-3 ストレス（両親の介護）がきっかけとなって再発を繰り返したが，その後運動療法で安定した経過を得ている 45 歳，女性[*2]

2007 年 10 月健診発見，気管支鏡で *M. avium* 陽性だったが，菌量が少ないのでフォローしていた．

3 年後，画像所見が悪化．再度気管支鏡を行い，塗抹陽性（G2 相当）*M. avium* 培養陽性，で治療適応と判断し，化療（CAM ＋ EB）1 年間を行った．

その後，5 年目，6 年目，8 年目，9 年目に，いずれも両親の看護，介護のストレスをきっかけに再発を起こし，その都度短期化療（CAM ＋ EB）3 か月を行った．8 年目の悪化では，咳，痰，CT 上の陰影拡大で，培養 200col とやや多量の排菌があったので，本格的な治療が必要と判断され，CAM ＋ EB ＋ STFX，次いで RBT も追加導入したがこれは肝機能障害で中止，結局 CAM ＋ EB で 9 か月間治療した．

なお，この頃から免疫安定を目指して定期的な運動（ウォーキング）を指導した．その結果，体調がよくなり，食欲も出て，体重も増加した．以後 7 年間，まったく安定した経過となった．肺機能は全期間を通じて不変（%VC 110%）であった．

---

*2 「第 10 章 MAC 症と気管支拡張症」症例 10-1 で再掲．

## 症例解説

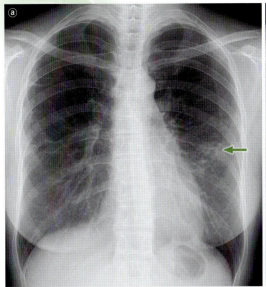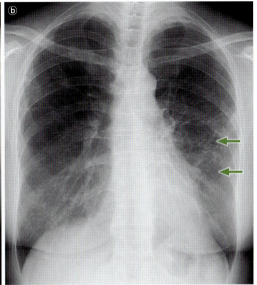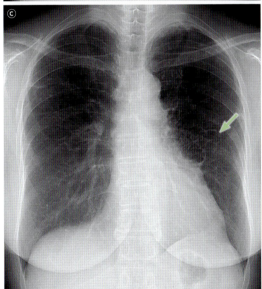

**図6-6** 13年間の単純X線写真の推移

a) 初回治療時（2010年）：左中肺野に浸潤影を認める（濃緑矢印）．

b) 8年後，第3回再発時（2015年）：左中肺野に広範に斑状影が見られる（濃緑矢印）．

c) 初回治療から12年後（2023年）：左肺野には浸潤影はなく，代わって多発囊胞様の透過性亢進（薄緑矢印）が見られる．

症例解説

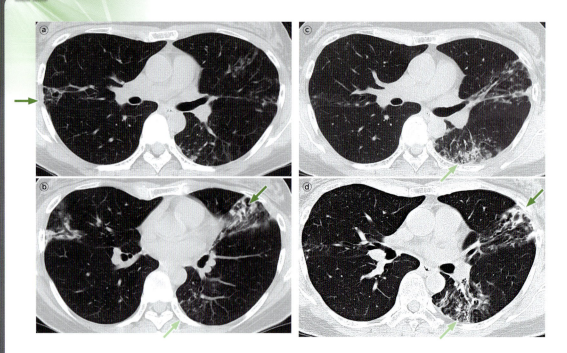

図 6-7　CTの推移

　a, b) 診断から3年，初回治療時（2010年）：右 $S^2$，左舌区に小浸潤影（濃緑矢印），左 $S^6$ に，散布性粒状影（薄緑矢印）．

　c, d) 3回目の再発時（診断から8年後，2015年）：舌区は粒状影，一部小浸潤影があり増悪（濃緑矢印），また左 $S^6$ の粒状影は大きく悪化している（薄緑矢印）．

　e, f) 16年後，直近（2023年）：舌区および $S^6$ は囊胞性の気管支拡張症となり（黒矢印），粒状影や浸潤影はほとんど認めない．肺野病変は治癒している一方，気管支（舌区）は著しく拡張しており，対照的．ただ，拡張した気管支の壁は薄く，活動性の炎症はないと判断される．

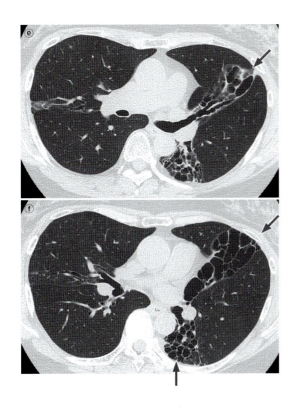

## 症例のまとめ

　本例は発見時，右 $S^2$，左舌区の気管支拡張とその周囲のわずかな粒状影であった．当初経過を見ていたが，3 年後に悪化，治療を開始した．その後 9 年間に計 4 回の再発があったが，いずれも両親の介護のために心労が大きい時期で，それが誘因になったものと思われた．16 年間の観察および必要時の治療で，肺機能は不変であった．舌区の気管支拡張症が進行しており，再感染の母地となりうる懸念はあるが，現実には定期的な観察で何事も起こらない．この間菌を吸入する機会が皆無とは考えにくく，宿主免疫（特に気道における）が適切に発揮されているのであろうと考える．

## 症例提示

### 症例 6-4 仕事上のストレスをきっかけに増悪を繰り返し，一時は肺炎様の広がりも示したが，11年後，肺の破壊は最小限で済んでいる57歳，女性

職業：企業の役員.

2012年，健診で両下肺野に多発異常影，気管支鏡で抗酸菌塗抹陽性（G2），*M. avium* PCR陽性，培養陽性で診断確定し，CAM＋EB 1年間の化療で大きく改善を得た（このとき57歳）.

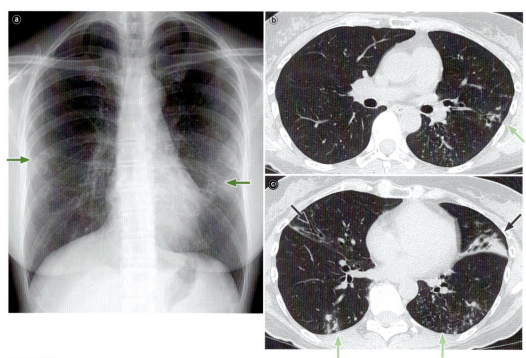

**図6-8** 初回治療開始時の画像所見（2005年）

a）単純X線写真：両側中～下肺野に，結節影，浸潤影があり（濃緑矢印），中葉舌区の病変と推察される.

b, c）CT：中葉舌区の気管支拡張症とその周囲の浸潤影，虚脱（黒矢印），そして両$S^6$に広範な粒状影～結節影が広く散布している（薄緑矢印）．定型的なNB型.

しばらく安定していたが，2014年，仕事で海外出張，帰国後増悪，左肺に広範な粒状影，すりガラス影が出現，菌は得られなかったが再燃と判断，化療を再開した．しかし，下痢，倦怠感，肝機能異常があり，化療は8か月で終了した．その後も仕事上のストレスの蓄積時に咳，痰が出現，画像上の増悪が認められ，排菌陽性となり，その都度外来で短期のSTFX，TFLX，1〜2か月のCAM＋EB＋STFXなどで対処した（年1〜2回の頻度）．ストレスの軽減を助言したが，仕事の性質上不可能であった．

4年後には右肺に広範な浸潤影出現．このときは細菌性肺炎と考えTFLXを投与，菌は*Klebsiella*であった．TFLXは十分に有効だった．下に初診後5年の胸部単純X線写真を示す．ここまでたびたび画像上，症状上の悪化を繰り返してきたが，初回よりはむしろ良好で，肺の破壊はほとんど見られない．機動的な短期の抗菌薬使用が奏功したものと考えている．

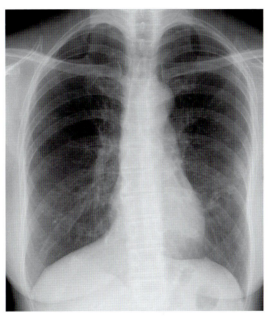

図6-9　初回治療から5年後，安定期

## 症例解説

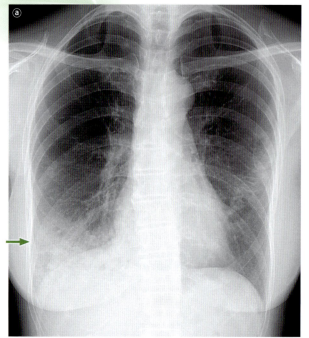

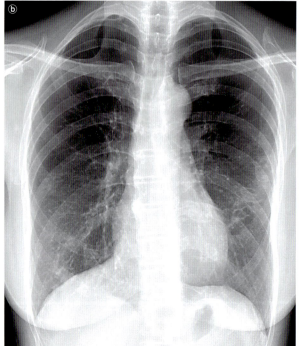

6年後の2018年，肉親の死去をきっかけにして右下肺野に広く浸潤影，すりガラス影が出現．CTからMACの肺炎型と診断し，CAM＋EB＋STFXを開始．結核の乾酪性肺炎に当たると考えられ，空洞形成が憂慮されたので，PSL 30mgから4週間併用したところ，陰影はほぼ完全に消失した．

**図6-10** 2018年の肺炎様の悪化時

a）4月：単純X線写真で右下肺野に広範な浸潤影，すりガラス影が出現している．化学療法に短期間ステロイドを併用，4週間で終了．

b）5月，治療終了時：単純X線写真で浸潤影はほとんど消失している．

症例解説

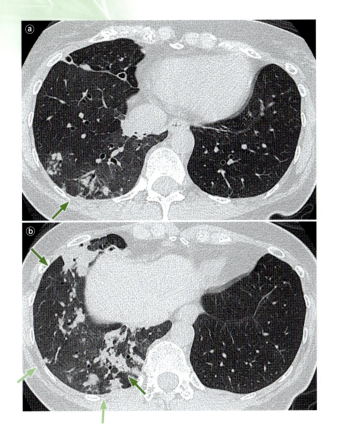

図6-11 肺炎様に悪化したときのCT
　右下葉に広範なすりガラス影，浸潤影があり（濃緑矢印），その周囲には小葉中心性の結節影，粒状影も見られ（薄緑矢印），これらの変化がMACの散布によって生じたものであることを示している．これらの病変は短期の化療＋ステロイドで速やかに消失した．

　その後もストレスが蓄積するたびに（年1〜2回の頻度）悪化（再燃）を起こすが，その都度1〜3か月のCAM＋EB＋STFXで対処してきた．

　2023年現在（69歳），平時は無症状，CT上は粒状影，結節影のわずかな増加があり，気管支拡張症が目立つようになったが，血液の炎症所見はない．息切れもなく，肺機能は11年前と変わらない．

症例解説

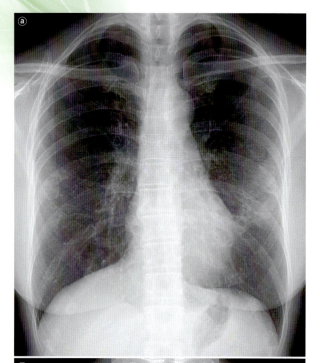
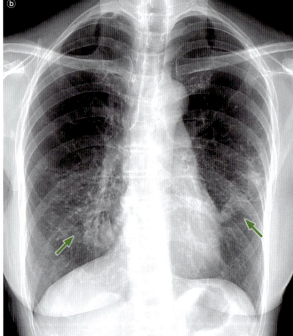

**図 6-12** 11 年間の単純 X 線写真の推移

a) 2012 年, b) 2023 年

両中〜下肺野に粒状影, 斑状影が増加しているが, 重要なことは, 肺容積の減少がほとんどないことで, 肺の破壊が最小限で済んでいることを示している.

症例
解説

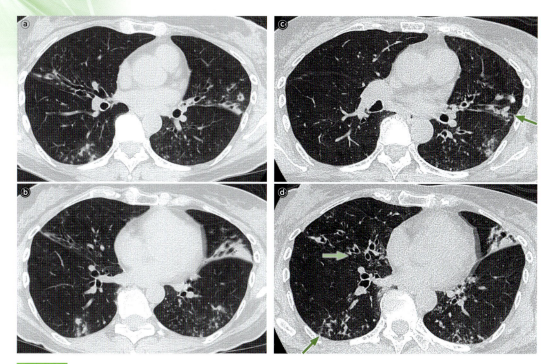

図 6-13　11 年間の CT 所見の推移

a, b）2012 年，c, d）2023 年

両肺野に結節影が増加（濃緑矢印），気管支拡張症も強くなってきているが（薄緑矢印），それ以上の肺構造の破壊はほとんどない．

## 症例のまとめ

　本例は，初回こそ普通の NB 型を呈し，普通の 12 か月治療で寛解を得たが，その後，仕事上のあるいは家族の死去など重いストレスが起こるたびに悪化し，その中でも 2 度にわたって発熱とともに肺炎様の陰影（広範な浸潤影，すりガラス影）を呈した．その都度抗菌薬に加えて短期間の PSL を併用，肺の破壊を起こすことなく切り抜けた．

　11 年間に 10 回以上の悪化を起こしたが，その度に速やかに化療を開始し，1〜3 か月で終了することで対応した．現時点で中葉舌区を除いては肺に破壊は起こっておらず，瘢痕もほとんどない．肺機能はまったく変わらない．QOL はきわめて良好である．

　次ページに着実な進展を示し不幸な転帰を取った例「第 4 章 症例 4-1」を再掲する．比べていただきたい．初発は同じ 57 歳である．何が違ってこういう異なる経過を辿ったのだろうか？

**症例解説**

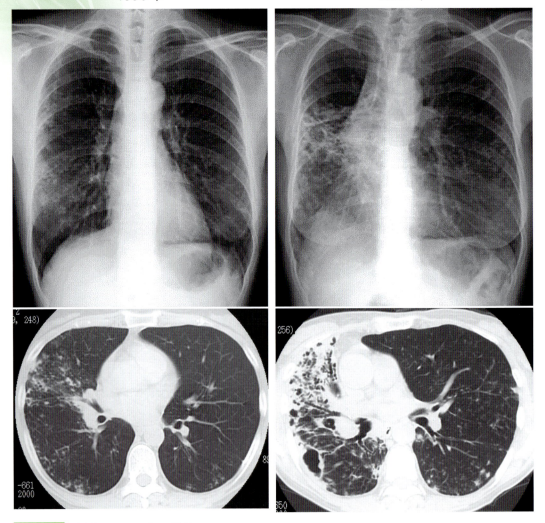

図 6-14　症例 4-1 の画像の推移

　1990 年（発病初期）では空洞のない普通の NB 型であった．
　2001 年（当科転院後 3 年）では右肺に広範な浸潤影とその内部に空洞が形成されている．
　2009 年（当科 11 年）では右肺は浸潤影と巨大空洞多発で荒蕪肺の様相を呈している．この 4 年後呼吸不全で死亡された．

2009年

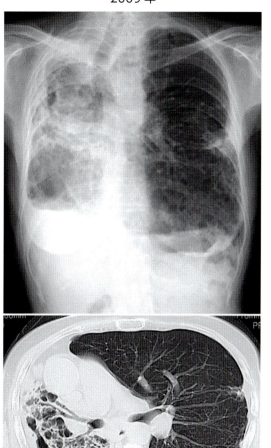

## 現在の私の考え

　この参考例を診た20年前は私も医師として未熟であった．患者を励ますこと，希望を持たせることができなかった．現在，提示例については，患者と協力して、悪化はストレスで起こること，ただちに化療を開始し，1～3か月で終了させるだけで悪化は阻止できることを実感してもらえた．加えて，栄養，適度な運動の大事さを説いた．それが、患者の心身の健康をもたらし，このよい結果に繋がったと考えている．患者に希望を持たせること，それこそが医師の役目である．MAC症ではそれが必ずよい結果をもたらすと信じる．

結核の場合，結核性肺炎は無治療で放置すると1か月以内に乾酪壊死を起こし，空洞形成に繋がり，その後の予後が不良となる．結核性肺炎の病態については多くの免疫学的研究が行われており，TNFα，IL-17などの関与する強い炎症が起こっていることがわかっている．MAC症の肺炎についての研究はないが，おそらく類似の機制が起こっていると言われている（第1章参照）．このような状況下で化療のみで臨むと，内部に空洞を生じる危険がある（第1章 症例1-2，第4章 症例4-2参照，ただし結核よりは低頻度といわれる）．これを防ぐために筆者は，肺炎型について化療と並行して短期間のステロイドを投与することがある．PSL 30mgくらいから開始し，2週間程度で終了するようにしているが，非常によい治療効果が得られる．抗酸菌感染症に対するステロイド治療は，その病因菌に抗菌活性を持つ抗菌薬が投与されていれば，慎重な投与でリスクは少ない．重症結核におけるステロイド治療の有効性は多くの研究のメタ解析で確定している．

——参考文献——

1) Park HY, Jeong BH, Chon HR, et al. Lung function decline according to clinical course in nontuberculous mycobacterial lung disease. *Chest* 2016; **150**: 1222-32.
   臨床経過と肺機能の低下.

## 再発時の菌の遺伝子学的解析　73〜75％は異なる菌：再感染

2) Jhun BW, Kim SY, Moon SM, et al. Development of macrolide resistance and reinfection in refractory *Mycobacterium avium* complex lung disease. *Am J Respir Crit Care Med* 2018; **198**: 1322-30.

3) Wallace RJ Jr, Brown-Elliott BA, McNulty S, et al. Macrolide/azalide therapy for nodular/bronchiectatic *Mycobacterium avium* complex lung disease. *Chest* 2014; **146**: 276-82.

4) Koh WJ, Moon SM, Kim SY, et al. Outcomes of *Mycobacterium avium* complex lung disease based on clinical phenotype. *Eur Respir J* 2017; **50**: 1602503.

## 初回の治療期間を延長すれば再発は防げるのか？

5) Zo S, Kim H, Kwon OJ, et al. Antibiotic maintenance and redevelopment of nontuberculous mycobacteria pulmonary disease after treatment of *Mycobacterium avium* complex pulmonary disease. *Microbiol Spectr* 2022; **10**: e0108822.
   治療期間と再発は関係なし（631例）.

6) Park YE, Chong YP, Kim YJ, et al. Outcome of shorter treatment duration in non-cavitary nodular bronchiectatic *Mycobacterium avium* complex lung disease. *J Thorac Dis* 2020; **12**: 338-48.
   NB型MAC症において，短めの治療は12か月以上の治療と再発率で差を認めない（228例）.

7) Furuuchi K, Morimoto K, Kurashima A, et al. Treatment duration and disease recurrence following the successful treatment of patients with *Mycobacterium avium* complex lung disease. *Chest* 2020; **157**: 1442-5.
   日本からの報告. 治療期間が長い方が再発が少ない（154例）.

## 再発とストレス

8) 島尾忠男. 発病要因. 島尾忠男，編. 結核病学：疫学・管理編. 東京：結核予防会，1987：29-43.
   結核の発症因子としてのストレス.

9) サルコイドーシスとはどのような疾患か 5）病因. 日本サルコイドーシス/肉芽腫性疾患学会，編. サルコイドーシス診療の手引き2023. 東京：克誠堂出版，2023：35-6.
   サルコイドーシスの発症にはストレスが関与する.

## 希望を処方する

10) 中井久夫. ［新版］精神科治療の覚え書き. 東京：日本評論社，2014.

## 結核の重症化を防ぐためにステロイドは有効である．システマティック・レビュー．

11) Critchley JA, Young F, Orton L, et al. Corticosteroids for prevention of mortality in people with tuberculosis: a systematic review and meta-analysis. *Lancet Infect Dis* 2013; **13**: 223-37.

# §7 運動と栄養の重要性

　肺 NTM 症の治療においては，疾患の制御が困難であること，また再発が多いことから，薬物療法のみでは限界があるとの認識は定着しつつある．米国の NTM 症の専門家たちは 2015 年，一堂に会してワークショップを開催，討議し，その成果を 2016 年に「患者中心（patient-centered）の肺 NTM 症の研究のあり方」とする論文にまとめて発表した．その中で治療についていくつかの提案をしている．

　　1）薬物療法には限界があり，より広い視野に立ち，患者 QOL をも重視して，全人
　　　　的な医学的アプローチ（holistic medicine approach）が必要である．
　　2）薬物療法，外科療法以外の補助的な治療として，さまざまな取り組み，プロバ
　　　　イオティクス，運動療法（exercise）などの多角的な取り組みが行われるべき
　　　　である．

　しかし，このように全般的な方向性は示されたが，個々の治療手段についての具体的な提案はない．

　筆者は，補助的な治療として，運動療法と栄養療法の 2 本の柱が重要であると考えて実践し，また論考を発表してきた．運動療法としては，実行可能性と有効性の観点から，ウォーキングを多くの患者に勧めており，よい手応えを得ている．また悪化の時期は低栄養，体重減少に陥りやすいが，これを専門の栄養士による積極的な栄養指導で克服すると病気の流れが変わってくる．進行した MAC 症の治療における栄養療法の有用性については国内にも論考がある．

　以下，症例を提示しながらこの可能性を考えてみたい．

## 症例提示

### 症例 7-1

FC 型で発症，外来，入院での強力な治療でも制御できなかったが，栄養指導，運動指導などを機に改善した初診時 77 歳，女性[*1]

　2013 年 10 月 微熱，咳，痰，体重減少（-3kg）で受診．右下葉に空洞を伴う浸潤影があり，菌陽性．ただちに CAM ＋ EB ＋ STFX で治療開始，1 年 4 か月で化療を終了，空洞もいったん消失した．しかし 4 か月後，再燃があり，治療を再開した．その治療の最中に再度空洞が出現し，広範囲にすりガラス影が出現するなど大幅な悪化が起こった．入院のうえ，AMK，MEPM の DIV 投与を加えて最悪の事態は切り抜けたが，その後も治療効果ははかばかしくなかった．

　この 2 回目の治療の途中で，薬物療法だけでは限界があると考え，強力な栄養指導，運動指導（ウォーキング）を勧めた．この時点で身長 151cm，体重 44kg，BMI 19.3 であった．栄養指導は，入院中，専門の栄養士によって，補助食品（エンシュア・リキッド®，カロリーメイト®）の活用を中心に行った．運動指導は，患者が登山を趣味とし，発病前はよく山に行っていたとの話にヒントを得たものである．1 回 30 分以上，週 3 回程度を目安に（毎日でも可）とした．

　それらの効果で体重が 2kg 増加したが，それを機に一転にわかに安定．2019 年，入院 2 回を含む 3 年半に及んだ治療を終了することができた．その後も軽い再燃はあるが，短期の化療で制御できており，初診後 10 年，本人は元気で，肺機能も良好で VC の減少もわずかである．

---

[*1]　本症例は，「第 4 章 空洞の症例 4-3」，「第 5 章 治療困難例の症例 5-1」としてそれぞれ簡略に紹介したが，ここで，3 度目であるが改めて説明したい，筆者に，運動療法，栄養療法の重要性を認識させてくれた例だからである．

## 症例解説

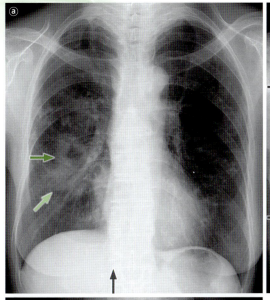
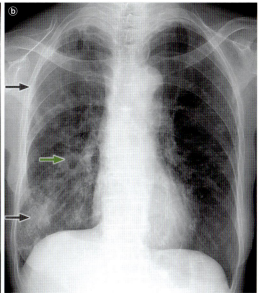
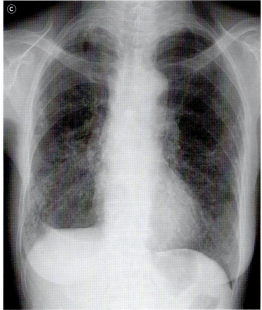

**図7-1** X線写真の推移

a) 初診時（2013年）では，右中肺野に巨大空洞があり（濃緑矢印），それに接して浸潤影がある（薄緑矢印）．この空洞はいったん消失したが，b) 4年後（2017年悪化時）に再出現（濃緑矢印）し，右肺に広範な浸潤影，すりガラス影を呈するなど重篤な状態となった（黒矢印）．c) しかし4年間の治療努力で安定化し，空洞は消失した（2019年安定後）．左右下葉に粒状影は残存しており，右肺の若干の容積減少が見られる．

## 症例解説

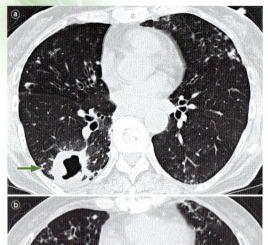
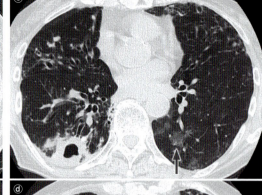
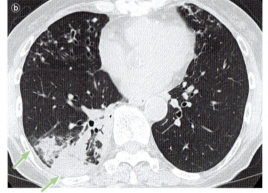
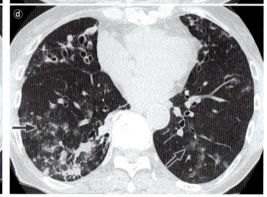
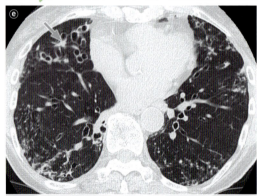
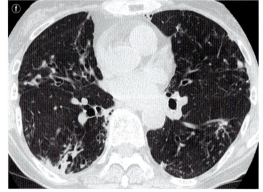

**図7-2** CT所見の推移

a, b）初診時（2013年）：右肺に空洞影（濃緑矢印），濃い浸潤影（薄緑矢印）が見られる．

c, d）再燃時（2017年）：いったん閉鎖した空洞が再出現し，右肺に広範にすりガラス影が広がった（黒矢印）．

e, f）4年に及ぶ治療の後（2019年）：肺病変は大きく消退，安定した．

## 症例のまとめ

本例の悪化時の状態は，体重減少を伴い，入・退院を繰り返し，まさに泥沼のような状況であったが，栄養療法の効果で体重が増加したこと，また毎日のウォーキングと，活発な山歩きを再開したことが回復の大きな契機になったと，担当した医師として感じている．薬物療法の内容は同じであり，この2つ以外に悪化の流れが変わった理由を見出せない．

## 症例提示

### 症例 7-2 再発時のCTで浸潤影を呈し，治療予後が危ぶまれたが，ウォーキングを勧め，実行してもらったところ，以後安定している51歳，女性

2011年からCTで異常影を指摘されていた．徐々に拡大し，2014年4月初診．症状としてはわずかな咳で，痰はない．気管支鏡で塗抹陽性（G1相当），M. avium，培養10colであった．ただちに化療（CAM＋EB）を1年間行った．

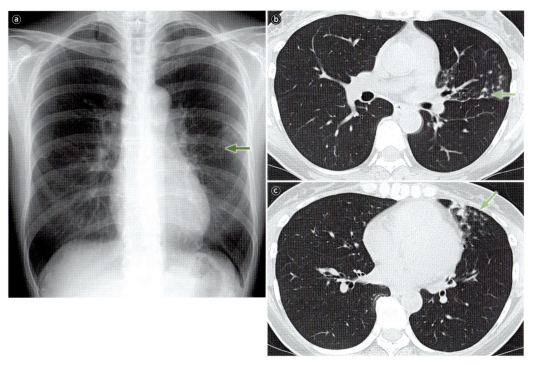

**図 7-3** 初診時（2014年）画像所見

a）X線写真：左肺門部に粒状影が認められる（濃緑矢印）．

b, c）CT：舌区領域に粒状影が散布している（薄緑矢印）．MAC症NB型としては最も軽症のものである．

## 症例解説

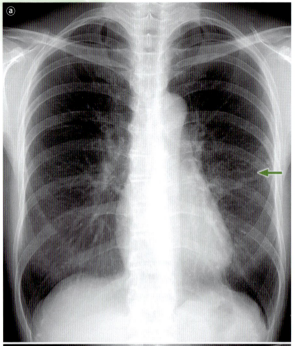

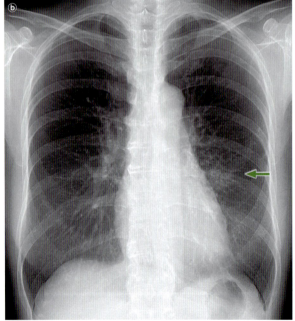

2年後の2017年5月，左肺門部の陰影の拡大があり，再度気管支鏡検査を実施．*M. avium* 培養陽性．MAC再発と考え，ただちに化療（CAM＋STFX）を開始した．再発時，菌量はやや多く（150col），またCTでは浸潤影の要素が強く（浸出型），予後に不安はあったが，画像上治療反応性がよいので，本人と相談のうえ，6か月で終了とした．

以後の再発を防ぐためにウォーキング（週3回以上）を勧めたところ，連日実践するようになり，以後体調も良好で体重も増加．6年後の現在，画像的には粒状影がわずかに出現しているものの，いたって好調である．

**図7-4** 単純X写真の推移

a）再発時（2017年）：舌区の虚脱陰影が見られる．

b）5年後（2022年）：陰影は縮小したが，代わって粒状影が出てきた．

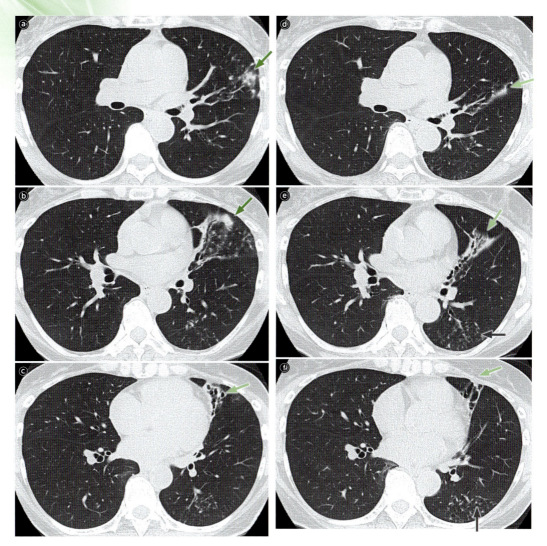

**図 7-5** CT 所見の推移

　a～c）再発時（2016 年）：舌区に新たに結節影，浸潤影，粒状影が出現している（濃緑矢印）．結節影，粒状影の輪郭は滲んでおり，浸出性の免疫応答を窺わせる．舌区には拡張した気管支の周囲に浸潤がある（薄緑矢印）．

　d～f）治療後（2022 年）：舌区の病変はほぼ収束し虚脱が残るのみである（薄緑矢印）．一方，$S^6$ には散布性粒状影が増加してきている（黒矢印）．しかし，これらの粒状影は境界明瞭で安定した肉芽腫であることを示唆している．

## 症例のまとめ

　初回治療時は，小範囲の粒状影のみでごく普通の肉芽腫型の MAC 症である．

　再燃時は，菌量も多く，画像所見も浸潤影の要素が勝り，先行きが懸念された．しかし治療反応性がよいので，本人と相談のうえ，化療期間は 6 か月，運動療法（ウォーキング）を行うこととし，本人は非常に積極的に行った．

　その結果，直近の画像では，舌区の気管支拡張症が軽度増悪し，また $S^6$ に粒状影が出現するなど，気になる点がないではない．しかし気管支拡張症は，たびたび述べてきたように，MAC 症の多くが長い年月のうちにたどる定型的な流れであり，病勢を表すわけではない．また粒状影の出現は，免疫能が良好であればやがて消退することをすでに見てきた．6 年後の現在まで観察中であるが，まったく安定した経過である．

# 症例提示

## 症例 7-3

健診発見，その都度適切な治療を行ってきたが，徐々に進行，大空洞を形成，以後徐々に拡大するも，その後 14 年間持ちこたえた初診時 64 歳，男性

　1992 年（55 歳），健診で異常影を指摘された．2001 年 3 月（64 歳）当科初診，気管支鏡にて塗抹陽性，*M. avium* PCR 陽性，培養陽性にて MAC 症と診断．CAM ＋ EB ＋ RFP を 1 年間服用した．

　2 年後，4 年後に再発．CAM ＋ EB ＋ RFP 1 年間を処方した．

　2005 年には右上葉に複数の空洞形成が CT で見られた．

　2009 年，体重減少があり，CT で右上葉の空洞は増大していた．RFP，CAM は感性であったが EB 耐性となったので，CAM ＋ RBT ＋ MFLX に治療内容を変更した．

　この頃からウォーキングを勧めた．本人は毎日 40 ～ 50 分励行し，元気な生活を送っていた．

　化療はその後も本人と相談しつつ休薬→再開を繰り返した．2017 年喀血があり，気管支動脈塞栓術施行．　その後，化療は MFLX 単独で継続，しかし腎機能悪化し，また心肺機能低下が起こり，2023 年 11 月に肺炎で死亡された．全経過 22 年，右上の大きい空洞の形成から 14 年間，うち 13 年間は食欲も良く，体重も維持でき，元気で日常生活を送ることができ，良好な QOL が維持できた，また HOT は最後の 2 か月のみであった．このような比較的良好な経過にはウォーキングの励行が寄与したと考えている．

## 症例解説

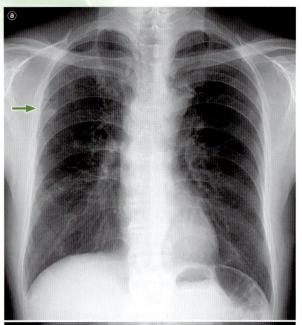
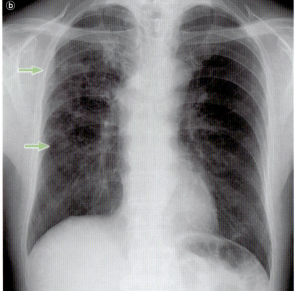

図7-6 単純X線写真の推移

a) 初診後4年 (2005年): 右上肺野に散在する結節がある. なお, この時, CTでは空洞が複数形成されていた.

b) 初診後11年 (2012年): 右上, 中肺野の結節は増加, 右肺はやや容積減少を起こしている.

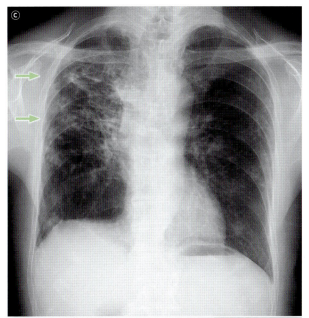

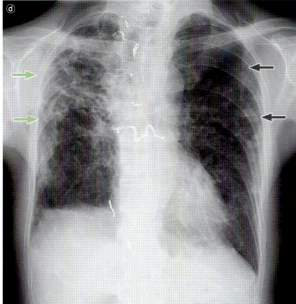

図 7-7 単純 X 線写真の推移（続き）

c）初診後 16 年（2017 年）：右上葉は塊状影が多数形成され，空洞も見られる（薄緑矢印）．左肺にも散布が始まっている．

d）21 年目，死の 1 年前，空洞形成から 13 年（2022 年）：右肺は大半が病変で占められ，ほぼ荒蕪肺となっている（薄緑矢印），左肺の散布性結節影も増加している（黒矢印）．

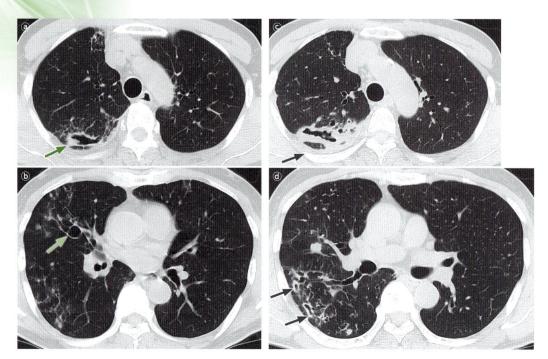

図 7-8 CT所見の推移

 a, b）初診後 4 年（2005 年）：右上葉に扁平な空洞が形成されている（濃緑矢印）．また中葉気管支には嚢状の拡張が見られる（薄緑矢印）．気道の拡張はこのあたりから始まった．

 c, d）2011 年：右下葉には小空洞が群発している（黒矢印）．

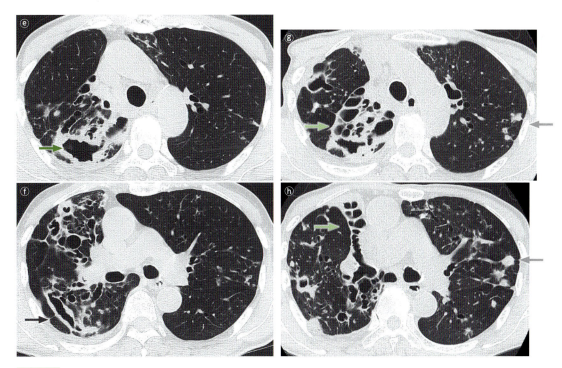

図7-9 CT所見の推移（続き）

　初診後14年，空洞形成後10年（2015年）：e）右上葉の空洞は巨大化し，その所属気管支はいずれも著明に拡張している（濃緑矢印）．f）右下葉には扁平な空洞が形成されたが，これは小空洞が横に連結，融合したものである（黒矢印）．

　空洞形成後17年（2022年）：g）このスライスで右上肺野を占拠する塊状影とその中の透亮像は，大部分が気管支が拡張し，融合したもの（薄緑矢印）で空洞ではない．e）で見られた空洞は，もう少し尾側のスライスにある．h）左肺にも結節影が発生しているが（灰矢印），いずれも境界は鮮明であることに注意．これは宿主免疫が肉芽腫型でしっかり働いていることを示唆する．

## III 症例のまとめ

　本症例は空洞が形成されたが，その後 18 年間生存した例である．空洞と気管支拡張症はその後も進行を続け，巨大化した．「第 4 章 空洞」の症例 4-1（患者 A）と，生存期間のうえでは変わらないように見えるが，QOL は大きく異なっていた．患者 A は，気分的にも抑うつ傾向で，食欲も乏しく体重減少が徐々に進行していた．頻繁に肺炎を起こし，その都度入院していた．HOT も死の 4 年前から導入，息も絶え絶えの終末期であった．

　それに対して本症例（以下，患者 B）は，死の 1 年前まで活発に外出し，食欲も良好で，体重も維持できていた．病悩期間はほぼ同じであったが，2 人の QOL は大きく異なっていた．

　何が患者 B と患者 A の QOL を分けたのか？

　画像所見を検討すると（下に示す），どちらも右肺の荒廃が進んでいったが，患者 A では拡大はすべて浸潤影（病理学的には浸出型）であり，そこから空洞が発生，融合，増大していった．対して患者 B では空洞に加えて気管支拡張症が著明である点，違いはあるが，最大の相違点は，画像的に病変は境界が鮮明で，病理学的には肉芽腫型の免疫応答を呈していると推定された．そのため肺の破壊の進行が緩やかだったと考えられる．これには，患者が担当医師（筆者）の勧めを取り入れてウォーキング（規則的な適度の肉体運動）を続けたことが寄与していると筆者は考える．もとより証明は困難であるが．

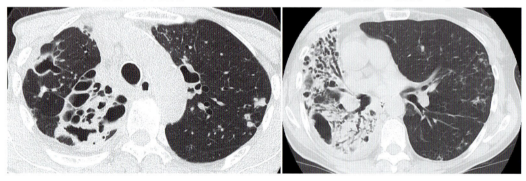

**図 7-10**　2 つの症例の比較

　患者 A は筆者が 20 〜 30 年前にかけて担当，患者 B は 15 年前から直近まで担当した．この間に筆者の考え方は大きく変わり，栄養と規則正しい適度な運動が，免疫を安定させ，肉芽腫型の免疫応答に繋がった，それが再発や進行に抑止的に働き，また QOL を良好に保つことに繋がった，との確信を持っている．

# 解説

　一般に，規則的で穏やかな運動が健康によいとは広く言われることである．これを免疫という観点から見ると，habitual physical exercise（習慣的身体運動）が免疫を安定させることになるが，これについては多数の医学的研究がある．2011年の国際運動免疫学会（International Society of Exercise and Immunology：ISEI）の合同声明 Position Statement[3] では，habitual physical exercise は免疫を安定させるとの考えは多くのエビデンスに支えられて完全に確立されたものであると言明している（一方，フルマラソンのような激しい運動は一時的に免疫を低下させ，健康上の問題を起こすことが多い）．規則的で穏やかな運動として最も実行しやすいのがウォーキングであることは論を俟たない．ジムに入る必要もなく，ウォーキングシューズを履くだけでその日から実行できるというのが何よりのよさである．

　適度な運動と免疫の安定化については，ここ数年さらにエビデンスが蓄積されつつある．その中で腸内細菌（マイクロバイオーム）と宿主免疫の相互関係との新たな角度からも研究が進みつつある．各種の免疫性炎症性疾患の活動性と腸のマイクロバイオームは密接な関係にあり，マイクロバイオームの乱れ（dysbiosis）が炎症の増悪に繋がることは明らかとなっているが，治療の問題としても，この乱れの是正が炎症の制御に繋がりうるとの研究が積み上がってきている．そして規則正しい運動（その代表としてのウォーキング）が，この腸内細菌の dysbiosis を是正し，炎症の安定化に有効であることも証明されつつある．腸内細菌を介するルート以外にもさまざまな機序で適度な運動が免疫系を強化，安定化することが報告されている．

　MAC 症の診療における定期的，かつ穏やかな身体運動の役割については，これまでに言及されてこなかった[*2]．筆者が患者から教わり，それを診療に積極的に取り入れてから約20年になるが，その効果はたいへん大きいと実感している．それまで不安定で何度も増悪を起こしていた人が起こさなくなる．MAC 症の増悪にはしばしばストレスが関与しているが，ストレス時には免疫が不安定となり，暴発しやすい．それが新たな病変を起こすなどして悪化に至る．適度な運動は免疫を安定させるので，このような悪化が起こりにくくなると筆者は考える．それが最近の運動免疫学研究の進展で，科学的に立証されつつあることは喜ばしいことである．

　加えて，患者が自分の健康の維持に自分で関与できるということは，患者を大いに勇気づけ，日々を明るく過ごせる，それだけで QOL の改善に資することに繋がると筆者は実感している．

　MAC 症の多くの患者は，長く続く化療に精神的に苦しみ，また再燃の可能性に怯えて日々を過ごしているが，自分でその過程にポジティヴに参与できるということで前向きに日々を過ごすことができ，明るい毎日となる．希望を処方することも大切な医師の仕事である（精神科医，中井久夫先生の教えるところによる）．

---

*2　わが国の呼吸器系の学界で議論されている「運動療法」とは，病気が進行し，呼吸不全の域に達してしまった患者に，呼吸筋の衰えを防ぐために行われる呼吸リハビリテーションのことである．本書で論じているのは，規則正しい穏やかな運動が早期〜中期の患者の再発を防ぐ，ということで，意味内容はまったく異なる．

──参考文献──

## 患者中心の医療

1） Henkle E, Aksamit T, Barker A, et al; NTMRC Patient Advisory Panel. Patient-centered research priorities for pulmonary nontuberculous mycobacteria (NTM) Infection. An NTM Research Consortium Workshop report. *Ann Am Thorac Soc* 2016; **13**: S379-84.

## 栄養・運動の重要性

2） 若松謙太郎，永田忍彦．NTM（非結核性抗酸菌）症治療における栄養の重要性．感染と抗菌薬 2018；**12**：52-7.

3） Walsh NP, Gleeson M, Pyne DB, et al. Position statement. Part two: maintaining immune health. *Exerc Immunol Rev* 2011; **17**: 64-103.
　　運動の健康への効果．

4） Nieman DC, Wentz LM. The compelling link between physical activity and the body's defence system. *J Sport Health Sci* 2019; **8**: 201-17.

## マイクロバイオーム

5） Zheng D, Liwinski T, Elinav, E. Interaction between microbiota and immunity in health and disease. *Cell Res* 2020; **30**: 492-506.
　　腸のマイクロバイオームと免疫との相互作用．レビュー．

6） Cook MD, Allen JM, Pence BD, et al. Exercise and gut immune function: evidence of alterations in colon immune cell homeostasis and microbiome characteristics with exercise training. *Immunol Cell Biol* 2016; **94**: 158-63.
　　運動により腸のマイクロバイオームそして免疫が変容する．

7） Min L, Ablitip A, Wang R, et al. Effects of exercise on gut microbiota of adults: a systematic review and meta-analysis. *Nutrients* 2024; **16**: 1070.
　　運動の腸のマイクロバイオームに及ぼす影響．システマティック・レビュー．

## 希望を処方する

8） 中井久夫．［新版］精神科治療の覚え書き．東京：日本評論社，2014.

# MAC症の治療目標

これまでMAC症の治療は，海外国内とも，菌の陰性化を目標とするとされてきた．

しかし，MAC症においては，薬物療法のみでは菌の根絶は困難である．空洞のある例での菌陰性化はしばしば長期間を要する．空洞のないNB型でも再発が多い．このような患者に対して多くの施設で数年にも及ぶ化学療法が延々と行われている現状がある．

治療薬のさまざまな副作用（特に胃腸系，また味覚異常など），ゴールの見えない治療による精神的な苦痛に患者は悩まされているが，現在の薬物療法一本の考え方はこれを無視して成り立っている．

ひたすら菌の陰性化のみを目指すことが，患者の人生の質を考えるとき，ベストの治療目標と言えるだろうか？ 治療は患者のためであり，何が患者にとってベストであるかを考えるという視点の導入が，今，世界的な流れとなってきている．

前章でも紹介したが，米国のNTM症の専門家たちは患者も交えてNTM research consortium（NTMRC）を結成．ワークショップを開催，討議し，「患者中心（patient-centered）の肺NTM症の研究のあり方」を提案し，その中で患者QOLを重視すべきこと，不安や抑うつも重視すべきことを説いている．

そのような評価の一つとして，患者報告アウトカム（patient-reported outcome：PRO）が広く行われるようになったが，MAC症の世界にも導入されつつある．この方法により，自覚症状，健康状態，幸福感，治療満足度などが評価される．

本章に示すのは，患者の幸福度という視点で見てベストの治療が行えたと筆者が信じる症例である．

# 症例提示

症例 **8-1**

たびたび画像上の拡大，再排菌が起こったが，時々短期化療を行うのみで 19 年間経過観察．肺機能の低下はわずか，良好な QOL で職業人としての人生を全うできた初診時 53 歳，女性

　健診発見，初診時 53 歳．気管支鏡検査での菌陽性で診断は確定したが，体調不良のため咳のコントロールなど対症療法で観察を続けた．

　5 年後，画像所見の大幅な悪化があり，菌も陽性となったため，1 年間を目指して化療（CAM ＋ EB）を開始したが，胃腸障害が強く体重も減少，途中減薬も加えようやく 1 年間の治療を達成した．その後経過観察を続けたが，たびたび画像上の悪化と排菌が起こった．しかし長期服薬は副作用のためできず，1 〜 3 か月程度の CAM ＋ STFX で対応した（計 6 回）．

　初診時より 19 年経過し，画像上は徐々に悪化しているが，呼吸器症状，全身症状はほとんどなく，肺機能の低下もわずかである（％VC 117％→ 95％）．

## 症例解説

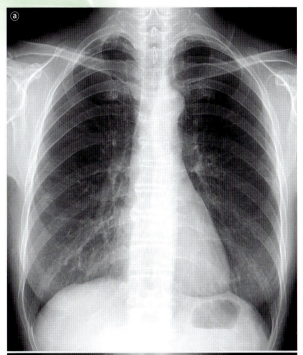
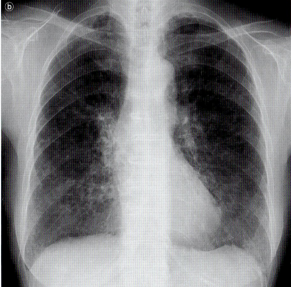

**図 8-1** 単純 X 線写真の推移

a) 2004 年, b) 2023 年

　この 19 年間に下肺野を中心に粒状影, 結節影が増加しており, 肺も縦方向に軽度の収縮が起こっている.

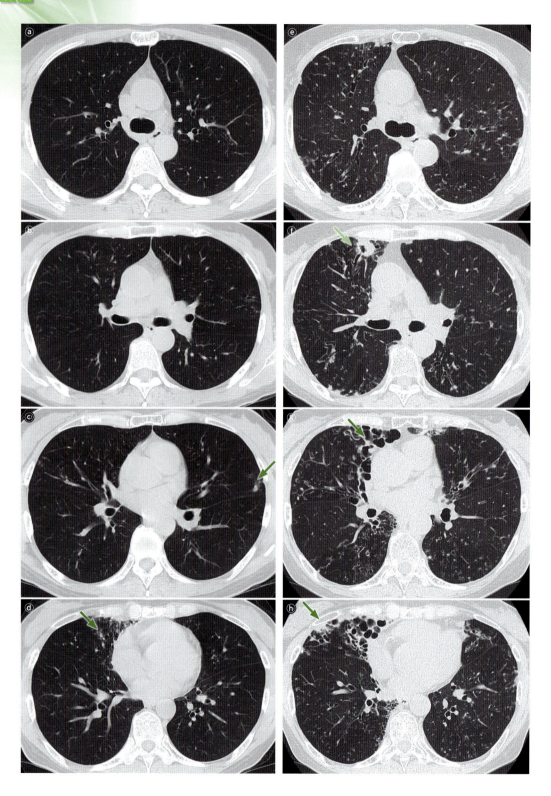

**図 8-2** CT所見の推移

　初診時 2004 年（a～d）には，中葉・舌区に NB 型の所見が認められるのみであるが（濃緑矢印），19 年後の 2023 年（e～h）には両側肺内に粒状影が増加し，ほとんど全区域に及んでいる．中葉の気管支拡張症は大きく悪化しており（濃緑矢印），他部位にも出現，右上葉 $S^3$ には小空洞（結節に発生した小空洞）が出現している（薄緑矢印）．注目すべきは気管支以外のすべての病変が肉芽腫型であることで，このことから宿主免疫は穏やかに作動し続けてきたと推定される．第 1～3 章でも述べたように，このようなパターンでは肺の破壊は少ない．

　この間，咳などの呼吸器症状はわずかで，対症療法で容易に制御できた．19 年間の肺機能の推移は，VC 2.87L（117％）→ 2.15L（95％）と VC の減少幅は軽度であり，息切れなどはまったくない．初回化療中に体重減少が起こったが，その後横ばいで推移，10 年目頃から増加に転じ，現在，栄養を含む全身状態も良好である．

## ▌ 症例のまとめ

　本例において，化学療法は消化器系の副作用が強く継続が困難で，初回を除いて 1～3 か月程度の短期化療，計 6 回で対処してきた．画像上は緩徐に病変の増加，進行が見られるが，一貫して肉芽腫型であり，排菌量はわずか，肺機能の低下もわずかであった．生活の質（QOL）は良好で，職業であり生き甲斐である合唱指揮者として，この 19 年間存分に活動できた．現在 72 歳，引き続き仕事は継続する意向であり，おそらくこれから数年はそれが可能と思われる．

　この患者の場合，菌の陰性化を重視すれば，断続的に排菌はあったので，消化器症状をなだめつつ化学療法を連続するという選択もありうる．しかし肺機能の減弱はこの 19 年間でわずかであり，肺機能や QOL を重視する立場からはこの人にとってはこのような対応が最善であったと考えている．

　本例は，治療において何を目標とすべきかが問い直されている今日，教訓に満ちた例である．

## 症例提示

### 症例 8-2

5年に及ぶ長期間の化療の精神的重圧と1年前からの激しい咳に苦しみ受診．吸入ステロイドを投与したところ症状の改善を得，QOLが著しく向上した．初診時63歳，女性

　肺NTM症としてA医大に4年間通院，RFP＋CAM＋EB服用を続けた．B病院に転医，そこでさらに1年3か月，計5年間余り化療を受けた（培養で菌が消えないと言われた）．果てしなく続く服薬に精神的に耐えられず，また1年前から激しい咳が続いたが鎮咳薬を処方されたのみでまったく改善がなく，2018年11月当科を受診した．

　精査したが抗酸菌，その他有意な病因菌は検出されなかった．咳は気管支拡張症に由来するものと判断，PSL 30mg 1週間，引き続いてのICS（フルチカゾン，シクレソニド）を処方したところ，1年続いた辛い咳は収まり，QOLは大きく向上した．

　その後4年間観察しているが，平素は咳はなく，咳の出現時は数日間のSTFX服用で安定した経過を取っている．CT上，わずかな粒状影が出没するが自然に消退する．当院では1度も排菌はない．

### 症例解説

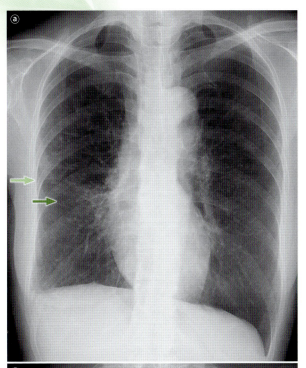
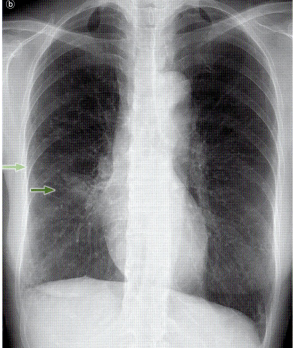

**図 8-3** 単純 X 線写真の推移

a) 2018 年，b) 2023 年．

右中肺野に中葉の虚脱影（濃緑矢印）があり，その周囲に粒状影が散在している（薄緑矢印）．この 5 年間を通じて，ほとんど変化はない．

## 症例提示

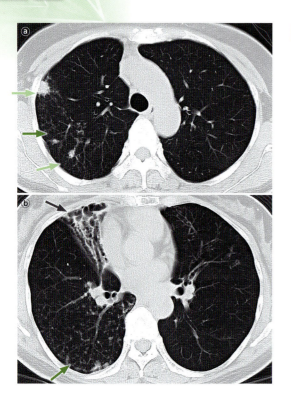

**図8-4** 前医初診時（2011年）のCT

a）右上葉に3個の大小の結節影，その周囲に粒状影がある（肉芽腫型）．

b）右下葉に多数の結節影が散布している（濃緑矢印）．左にも散布が見られる．これらとは別に，中葉は虚脱しており，内部に気管支拡張症が見られる．この中葉病変は気管支拡張症として相当以前から存在していたものと思われ，ここが菌の定着の場所になって肺内に広がった可能性もある．

次に当院での5年間のCT所見の推移を供覧する．

## 症例解説

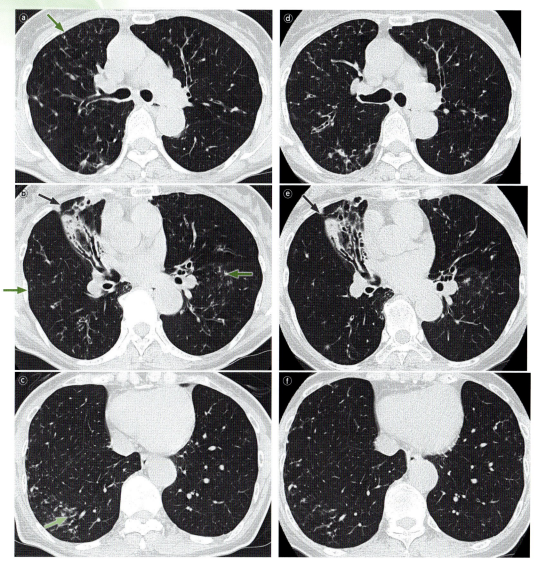

**図 8-5** 当院での CT の推移

a〜c）2018 年，d〜f）2023 年．

まず前医初診時（図 8-4）と対比すると，2018 年，当院初診時，右上葉の結節影はすべて消失していた（a. 濃緑矢印）．右下葉の散布性粒状影もほとんど消失し，わずかに瘢痕を残すのみとなっている（b. 濃緑矢印）．MAC 症の治療効果としては上々である．中葉の気管支拡張症は不変であり（b. 黒矢印）当院での 5 年後でも変わらない（e. 黒矢印）．c）で右下葉に新たに散布性粒状影が出現しているが（薄緑矢印），次の CT では消失している（f．この間，MAC 症の治療は一切行っていない．

症例
解説

## III 症例のまとめ

　本例の経過で2つ問題点を指摘したい.

　まず，前医での5年間という治療期間が必要だったかである．前医初診時の陰影は，いずれも筆者の言う肉芽腫型であり，1年の化療で十分だった可能性がある．少なくとも，当院受診時のCTでは，肺野の結節影はすべて消失していた．また当院受診時新たに右S⁹に散布性粒状影が出現していたが，次のCTでは自然消失している．この宿主は強い自然治癒力を持っていることが窺える.

　前医での長期化療でも「菌が消えな」かったのは，推測だが，中葉の気管支拡張症の部の定着（colonization）を見ていたものではないか.

　このように，菌所見のみにとらわれると，本例のようにいたずらに患者を長期服薬で苦しめることになる．患者の全身状態，検査値ではアルブミン，貧血の有無などに注目し，画像所見での著明な改善を踏まえれば，1年で済んだ例であると思う.

　2つ目に，この患者を最も苦しめていたのは，MAC症ではなく，気管支拡張症に由来する咳だった．吸入ステロイドによりこの症状はほぼ完全に制御しえた．呼吸器科医として，患者が何に苦しみ，その苦しみはどこに由来するのかを考え，適切な対応をすることが必要で，いたずらに長期化療を継続し，咳の制御には注意を払わないというのは本末転倒である．吸入ステロイドはNTM症の発症を促進するとの説もあるが，発症すればそのとき対処すればよい．目前の患者の苦痛を取ることが最優先である.

# 解説

　これまで，MAC 症の治療は，海外国内とも，菌の陰性化，根絶を目標とするとされてきた．具体的には，連続 2 ～ 3 回の検痰で菌の培養陰性が確認された場合を治療成功とするものである．

　しかし，MAC 症においては薬物療法のみをもってしては菌の根絶は困難，という認識は広く共有されている．MAC 症と診断された患者のおよそ 40 ～ 50％が治療に入るが，治療が成功し菌陰性化が達成できる率は 60％，いったん陰性化が達成されても数年以内に 30 ～ 50％に再発が起こる．これをなんとか防ごうと治療の長期化が行われがちである．その結果，長期に及ぶ服薬，そのさまざまな副作用，しばしばゴールの見えないことによる精神的な苦しみ，閉塞感，そして高い再発率に患者は悩まされており，現在の薬物療法はこれに応えることができない．

　そのような患者の苦しみを重視して，QOL の向上を治療目標の中心に据えるという潮流が台頭してきているわけである．

　本章冒頭にも紹介したように，米国の代表的な NTM 症専門家が患者も交えて今後の治療はどうあるべきかが討議した結果，治療目標として，患者の生活の質（QOL）をきちんと評価し，治療目標に加えていくべきであるとされた．

　医療の領域で用いられる QOL は，身体機能，メンタルヘルス，社会での役割，活動などで評価され，その評価方法には，医療者が評価するアウトカム（clinician-reported outcome）の他に，患者自身が行う患者報告アウトカム（patient-reported outcome：PRO）などがある．この両者は統合的に扱われるべきであるとして，2020 年の国際ガイドラインでもその方向性が示されている．

　わが国でも PRO を用いて，通院治療中の NTM 症患者にアンケートを行い，治療過程，検査所見とも付き合わせて QOL を評価した報告があり，また最近浩瀚なレビューも出ている．このような評価は始まったばかりであるが，今後，MAC 症診療の場で広く使われていくことになるだろう．

　これから問い直されるべき重要な問題である．

　症例 8-1 では，多少の菌陽性にとらわれるのでなく，本人の生きがいを尊重し，化療は極力控えめにすることで，結果として長期間 MAC 症の進展を抑え，菌と共存しての職業人人生を送ることができた症例を紹介した．症例 8-2 において，菌陰性化にのみとらわれることが，結果として患者をどれほど苦しめるかを見た．

　菌所見よりも QOL，時代はその方向に動いていることを強調したい．

―――参考文献―――

**患者中心の医療**

1) Henkle E, Aksamit T, Barker A, et al; NTMRC Patient Advisory Panel. Patient-centered research priorities for pulmonary nontuberculous mycobacteria (NTM) infection. An NTM Research Consortium Workshop report. *Ann Am Thorac* Soc 2016; **13**: S379-84.

2) 浅見貴弘. 肺非結核性抗酸菌症の患者報告アウトカム（patient-reported outcome：PRO）. 結核 2023；**98**：117-20.
　MAC 症診療現場における PRO 概説.

3) Kawahara K, Tabusadani M, Ohta K, Morimoto K. Assessment of health-related quality of life in patients with nontuberculous mycobactericl pulmonary disease: a comprehensive review. *Respir Investig* 2024; **62**: 1006-14.
　NTM 症の PRO を用いた QOL 評価　レビュー.

# 自然経過で治癒する MAC 症

　まったくの無治療，もしくは必要時のごく短い治療のみ，肺野病変はほとんど進展せず，むしろ消失，そして石灰化していく例は時々ある．多くは健診発見の無症状例である．0 章で述べたが，MAC 感染者のうちで実際に発症するのは 1％以下と筆者は推定しており，わが国では広範に自然治癒が起こっているものと推定される．

　この章では，自然治癒傾向が強い MAC 症を，画像を解析しつつ，特に石灰化を指標に見ていく．

## 症例提示

### 症例 9-1 結節性病変が次々と石灰化していく59歳,女性

　2010年,健診で両下肺野の石灰化陰影(結節状〜粒状)を指摘され受診. 2年前の胸部単純X線写真を取り寄せたところほぼ同じ所見が見られた. また10年前の単純X線写真でも少ないながら石灰化陰影は認められ,石灰化は経時的に数が増加していることが確認された. 気管支鏡検査では抗酸菌塗抹＋(G2相当), *M. avium* PCR陽性,培養陰性であった.

　本人の希望もあり経過観察とした. 観察中,時々咳が悪化,その都度TFLX短期服用. また咳が強まったときは吸入ステロイドを使用. 症状の安定を得ていた.

　2011年,CTで新病巣を認め,CAM＋MFLXを2週間投与した. その後も画像上一部増悪,一部改善を繰り返し,その都度同様の治療を1〜2週間行った.

　2014年,咳が出現,抗酸菌塗抹3＋(G5相当), *M. avium* PCR陽性,培養2＋であったが,2週程度のCAMで対応した.

　本人は健康志向が強く,日常的に水泳に勤しんでいた.

　2017年1月,希望で住所に近い他院へ転医となった.

## 症例解説

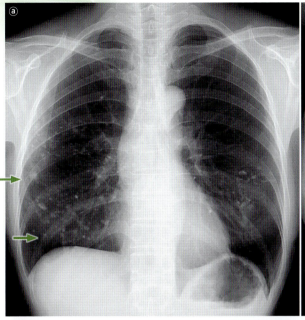
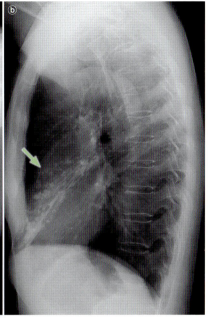
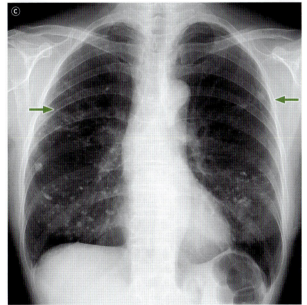

**図 9-1** 単純 X 線写真の推移

　a, b) 初診時（2010 年）：両下肺野に大小の石灰化陰影を見る（濃緑矢印）. 側面で見ると部位は中葉舌区が主体である（薄緑矢印）.

　c) 5 年後（2015 年）：両上肺野にも新たに石灰化が多数出現してきている（濃緑矢印）.

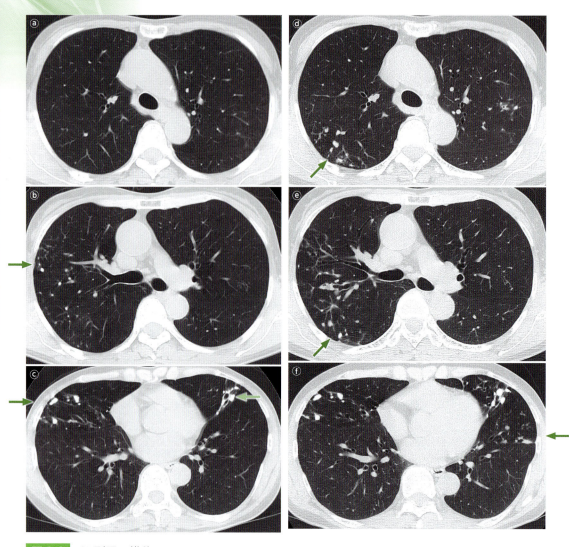

**図 9-2** CT所見の推移

a〜c）初診時（2010年）：右上葉，左舌区に多数の大小の石灰化した結節影がある（濃緑矢印）．舌区では気管支の腔内にできているようにも見える（薄緑矢印）．

d〜f）5年後（2015年）：右上葉（特にS²），左上葉，左S⁸などに新たに石灰化結節が出現している（濃緑矢印）．石灰化していない粒状影もその周辺に見られるが，これらもやがて消失あるいは石灰化していくものと思われる．

## 症例のまとめ

本例では，途中何度も咳などの呼吸器症状が出現してきており，その都度短期間（2週程度）のCAM，TFLX，MFLXなどで対応してきたが，これらのエピソードの際，実は菌の新しい散布が起こり，それに対して肉芽腫が形成され，それが速やかに石灰化するというプロセスが起こっていたものと推定される．われわれは結核の経験を通じて，石灰化というと何十年も前の過去の炎症の遺物と思いがちだが，このように2〜3年のうちに成立する現在進行性のプロセスでもありうることを本例から学ぶことができる．

## 症例提示

### 症例 9-2

健診発見．肺野に粒状の石灰化が疎に散布，4年後わずかに数が増加．微量排菌があるが，まったく無症状．58歳，女性

2019年，健診で異常影を指摘され受診した．この頃親の死去や相続問題などでストレスが多く，体重が3kg減少していた．咳，痰などの呼吸器症状はない．

検痰は4年間で4回行い，うち3回で *M. avium* PCR陽性，培養1〜5 col．体重はその後特別のことなく元に戻り，現在半年に1度通院中である．

# 症例解説

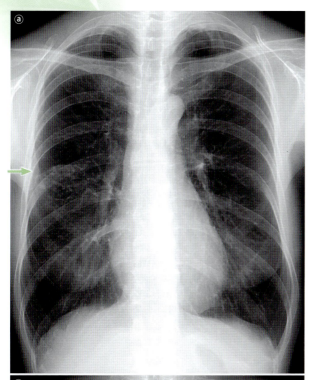
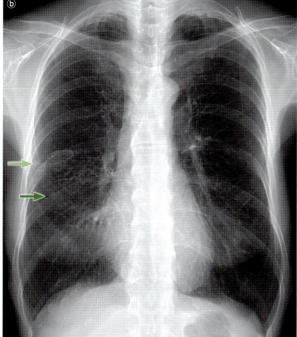

**図9-3** 単純X線写真の推移

a) 初診時（2019年）：右中肺野に石灰化を思わせる粒状影あり（薄緑矢印）．

b) 4年後（2023年）：粒状影の数，範囲がやや拡大している（濃緑矢印）．

症例解説

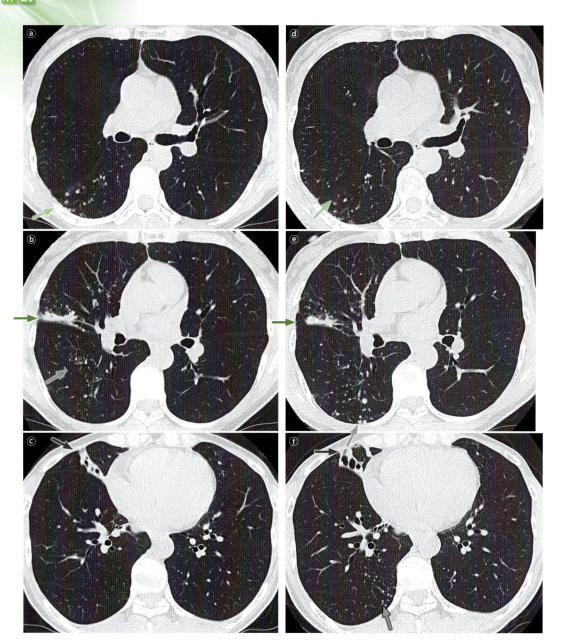

180

**図 9-4** CT所見の推移

a 〜 c）初診時（2019 年）：a）右 $S^6a$ に散在性に石灰化した粒状影がある（薄緑矢印），b）中葉 $S^4$ には石灰化した粒状影の密な集合（濃緑矢印），また右 $S^6b, c$ に石灰化よりは淡い粒状影（灰矢印）がある．

d 〜 f）4 年後（2023 年）：d）では右 $S^6a$ の散布影は減少（薄緑矢印），$S^4$ の病変は変わらないが（濃緑矢印），$S^6b, c$ の散布影は消え，その少し背側に新たに大きめの粒状，一部石灰化影が見られる（灰矢印）．

c）で見られた中葉の虚脱と気管支拡張症は，f）4 年後悪化している（黒矢印）．また右 $S^{10}$ に粒状影が出現している（灰矢印）．

## 症例のまとめ

健診発見の MAC 症．排菌はごく微量，MAC 抗体は強陽性．無治療で経過を見ているが，初診時見られた粒状影の大部分は石灰化していた．そうでないものは経過で消えていった．その後の経過でまた新たな粒状影が出現するが，早々と消失するか石灰化する．肺野病変はこのように，一部消退，一部増加であるが（MAC 症の CT 所見の最も一般的なパターン），この症例で特異なことは，それが速やかに石灰化にまで至ることである．治癒力の強い例と思われる．その一方で，中葉の気管支拡張症は着実に進展している（これも MAC 症の経過で普遍的に見られるパターン．10 章で詳述）．繰り返すが，後者は症状を呈さないかぎり治療の対象とはならない．

# 解説

　結核症においては，石灰化は菌を宿主が封じ込める肉芽腫型応答の最終形であり，これをもって封じ込めプロセスはほぼ完成する．現在でも高齢者の胸部単純X線写真に石灰化が見られることは時々あり，それは過去の結核感染（本人はそれと気が付かない）を示すものと理解されている．

　MAC症において，肉芽腫病巣は，よい経過を取った場合は徐々に縮小，あるいは消失していくことが多い．時にこの2例のように石灰化にまで至ることがある．これはおそらく宿主のTh1型の免疫応答が強力であることを示している．

　実際の対応としては，症例9-1は週単位の化学療法を数回，症例9-2は無治療であったがこのようなよい経過をとった．途中何度か軽微な症状（咳，痰）があり，そのときおそらく菌の散布が起こったのだと推定される．それらがただちに肉芽腫で被包化され，速やかに石灰化していったという経過と考えられ，そのため自然治癒に近い経過を取ったのだと思われる．

## 症例提示

**症例 9-3** 健診発見．まったく無治療で 7 年間経過観察されている 50 歳，男性[*1]

　2016 年に健診で発見，2017 年初診．CT 所見は軽微であり，ほぼ無症状，本人は治療を希望せず，観察．その後時に検痰で *M. avium* PCR 陽性となる．CT 上の陰影は一部消退，一部新出を繰り返している．

---

[*1]　「第 4 章 空洞」の症例 4-5 で一度示した，無治療，自然経過で 7 年間観察している例を再掲する．

## 症例解説

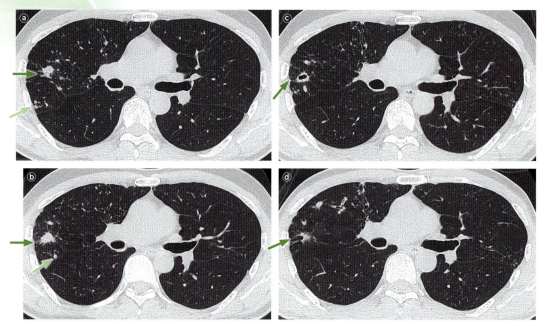

**図 9-5** CT 所見の推移，分岐部よりやや尾側のスライス

　a）2017 年：右上葉 $S^2$ に結節（濃緑矢印）およびその周囲に散布性粒状影（薄緑矢印）を認める．粒状影は小葉中心性の分布で比較的新しいものと推定される．

　b）2 年後（2019 年）：結節は増大し（濃緑矢印），粒状影は 1 つにまとまっている（薄緑矢印）．周囲の粒状病変を吸収した結果である．

　c）4 年後（2021 年）：結節の内部に空洞が生じている（濃緑矢印）．

　d）6 年後（2023 年）：空洞は収縮，消失して瘢痕治癒となった（濃緑矢印）．

## 症例のまとめ

　初診時 50 歳の男性．健診発見，経過中に，両上葉の結節影，粒状影が一部退縮，一部増大を繰り返している．右 $S^2$ の結節は一度空洞化したが，自然に閉鎖，収縮した．喀痰からは 2 度 *M. avium* PCR が陽性となっている．MAC 症を無治療で見ていくときに最もよくみられるパターン，すなわち，時々粒状影，結節影が新出するがやがて消退していく，一部増悪，一部改善の典型例．自然治癒傾向が強いことを示唆している．本人の希望で無治療で経過を見ている．

症例 9-4　再発を繰り返し，その都度外来，入院で治療を行ったが肺病変は徐々に拡大，るい痩も進行．しかし無治療で経過観察するうちに一転自然治癒に向かった．初診時66歳（現在89歳），女性

　2001年，健診で中葉舌区の異常を指摘，気管支鏡検査で *M. avium*，培養1 colであった．しばらく観察していたが，陰影の拡大と菌陽性があり，その都度CAM＋EB 6か月で対処，これを18年間で6回行った．また小規模な肺炎を繰り返したが（菌は主に *Klebsiella*），外来でTFLXなどで対処していた．なお，BMIは当初16.2と痩せ型であったが，この間にさらにるい痩が進行した．しかし本人は元気で，積極的にラジオ体操に参加するなど活発な日常を送っていた．

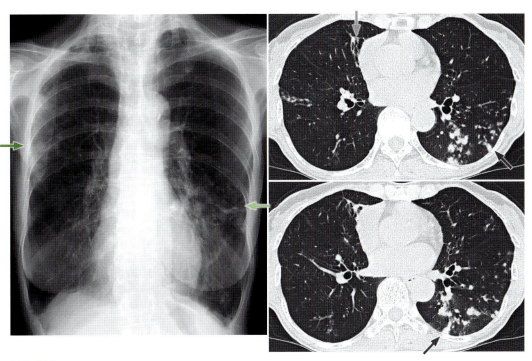

図9-6　5回目の治療開始時（2015年）

　X線写真：右中肺野に複数の結節影（濃緑矢印），左中〜下肺野に右よりは大きめの結節影が多数散布されている．

　CT：左下葉に結節影，粒状影が多数散布されている（黒矢印）．中葉には軽度の気管支拡張症（灰矢印）があり，全体としてNB型．

> 症例
> 提示

　診断後17年，2018年，陰影の大幅な悪化があり，抗酸菌塗抹陽性，このときの菌は *M. intracellulare* であり再感染と思われる．1か月間の入院治療と引き続いての6か月間の化療を行った．その後も外来で2回化療を行った．

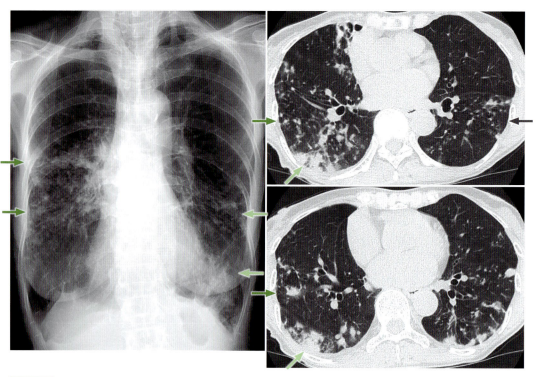

図9-7　1回目入院時（2018年）

　X線写真：両側に病変が拡大し，右では大小の結節影が広く展開（濃緑矢印），左下では同様の病変が融合して塊状影のように見える（薄緑矢印）．

　CT：3年前の主病変だった左の結節影は大きく消退（黒矢印），代わって右に大小の結節影が多数出現（濃緑矢印）．一部では周囲にすりガラス影も伴っており，強い炎症を思わせる（薄緑矢印）．

> **症例提示**

　診断後 19 年，2020 年，陰影悪化，倦怠感，呼吸苦出現，2 回目の入院．塊状影，浸潤影が拡大しており，加えて広範なすりガラス影も見られた．菌は *M. avium*．諸種治療で何とか退院に漕ぎつけた．その後もるい痩が進み（BMI 13.5），それにしては自覚症状が少なく，治療に消極的で，そのため以後化療は行わず，経過観察とした．

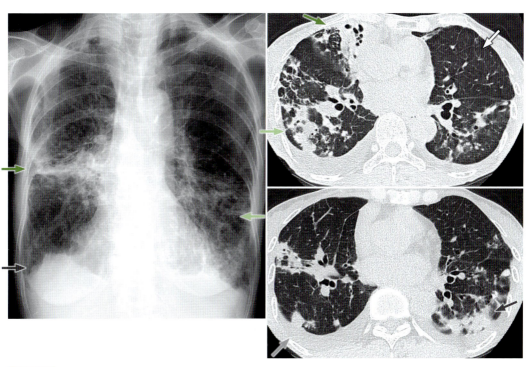

図 9-8　2 回目入院時（2020 年）

　X 線写真：右中肺野の病変は増加，それらが密集，融合し，また周囲にも拡大している（濃緑矢印）．右横隔膜は挙上し胸水の存在が示唆される（黒矢印）．左下葉にも同様の変化が起こっている（薄緑矢印）．右肺には広くすりガラス影が認められる．

　CT：右中葉の病変は拡大，一部融合している（濃緑矢印）．右下葉は結節影が融合して塊状影を形成している（薄緑矢印）．2 年前いったん改善が見られた左下葉では再悪化，右同様病変が融合して塊状影を形成している（黒矢印）．両側に胸水が見られる（灰矢印）．すりガラス影は CT で見ると左にも広がっている（白矢印）．

不思議なことに2021年頃から食欲が増進し体重も増加，炎症反応も沈静化した．菌は陰性化（自然陰転），また画像上も大幅な改善が得られている（まったく無治療）．現在89歳であるが，日常生活は家族の支援を受けつつも何とか一人で営んでいる．

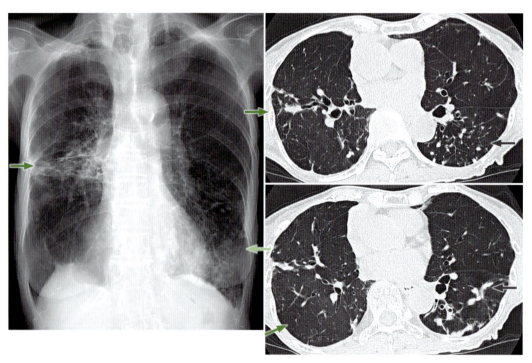

図9-9　診断後23年（直近，2024年）

　X線写真：右肺の病変群は大きく退縮（濃緑矢印），右の胸水は消失している．左下葉の病変群にも退縮が見られる（薄緑矢印）．

　CT：右肺の病変群は大きく退縮（濃緑矢印）．左下葉の病変群にも退縮が見られる（黒矢印）．

# 症例解説

## 症例のまとめ

　診断時 66 歳の女性，23 年間の長期にわたって診療してきた．当初は軽症の NB 型であったが，再発を繰り返し，その都度 6 か月の CAM ＋ EB で対処してきた．自覚症状に乏しく，本人が長期治療を肯んじないことも短めの治療の理由の一つである．

　菌は当初 *M. avium* だったが，途中 *M. intracellulare* に代わり，その後また *M. avium* に代わった．外来性再感染を繰り返していたものと思われる．

　2 度の入院を含め，化療は 9 回に及んだ．

　20 年目，2 回目入院時は，肺野病変は大きく拡大し，もともと高齢，低 BMI，血沈高値など悪条件もあり不良な予後を予想したが，その後の 4 年間の展開は意外で，無治療であったにもかかわらず（軽度の呼吸器感染時は TFLX で対応した），肺病変は自然に退縮し，空洞は残存するものの良好な経過となった．

　この予想外の展開の原因は不明であるが，強いて言えば本人の楽天的な性格，家族の支援による良好な栄養，適度な運動などが挙げられる．

　NTM 症の予後を占う評価方法として，最近韓国から BACES スコアが提唱され，広く用いられる趨勢にある．

　BMI < 18.5 kg/m$^2$，年齢 65 歳以上，空洞あり，ESR 20 <，男性，を各 1 点とし，合計 5 点で評価する．BACES スコア 0 ～ 1：軽度，2 ～ 3：中等度，4 ～ 5：重症とするものである．BACES スコア 4，5 で，5 年死亡率はそれぞれ 47.8％，82.9％であり，スコアが高いほど予後不良で，予後の予知に有用として広く用いられるようになった．

　興味深いことに，Kim らは，無治療群の予後とこの BACES スコアとの関係を観察したところ，重症群（スコア 4 ～ 5）でも 24％が菌が自然陰転化したと報告，重症例でも自然治癒がありうることを示し，注目された．

　本例は，当初より BMI 低値，ESR 20 以上，年齢 65 歳以上で，スコアは 3，中等症であり，予後は厳しいと予想された．診療の場では再発を繰り返し，またるい痩が進行するなど，このスコア以上の重症感があった．そこに加えて 2020 年の 2 回目入院時の病状で，肺野病変が大きく拡大したので，その際は予後は決定的に不良と予測された．

　にもかかわらず入院中の最小限の治療のみで一転快方に向かい，肺野病変の多くが徐々に収縮，消失した（とはいえ，VC は大きく低下したので，このときの肺の破壊はそれなりに大きく，画像で見えなくなっただけと思われるが）ことは，筆者にとっても驚きであった．

　このような例を見ていると，悪条件が重なり，病変が進行拡大傾向にあっても，必ずしも悲観することなく，また化療継続に固執することなく，柔軟に見ていくことの重要さ（本例では栄養，運動はまずまず保たれていた）を思わせられる．自然治癒力の大きさを改めて考えさせられた症例である．

# 解説

　MAC症患者を長期観察もしくは治療した大規模な国内外の報告によれば，自然治癒，あるいはほとんど進行しない（画像所見としては，一部退縮，一部に新出，の繰り返し）例は相当に多い．

　MACは環境に常在する弱毒菌であり，人類は8万年前，ホモ・サピエンスとしての誕生以来，このMAC（おそらく結核菌よりも長い歴史を持つ）と接触しつつ，これと共存するように免疫を発達させてきた可能性が大きい．感染者のうち大部分が自然治癒しているのはこの角度から考えるとよく理解できる．感染者のほんの一部が発症し，あるいは発見されるにすぎないとの認識を持つべきだろう．

　わが国は胸部健診が世界に類を見ないほど広範に行われており，加えて最近のX線撮影装置の性能の飛躍的向上によって，MAC症はわずかな粒状影の段階で発見されている．それがこれまた性能の向上著しいCT検査に回され，それをまた画像診断を専門とする放射線科医が読影するというシステムが全国に普及した結果，症状もなく痰も出ないが，「画像診断的にはMAC症」という例が激増している，と筆者は見ている．その多くは自然治癒に向かうのではないかと考えられるが，残念ながら実証的な研究はなされていない．

　本章では健診発見で，無治療で自然治癒に向かった3例，および治療抵抗性に進行したが途中から一転自然治癒に向かった1例を供覧した．前3例は時々新たな粒状影の出現，拡大が見られたが，それらはいずれもやがて縮小，瘢痕化もしくは石灰化しており，ほぼ無症状で，肺機能も長期にわたって不変で，発見されなくとも何の問題もない例と思われる．

　欧米では，NTM症の定義として，咳，痰などの自覚症状を持つことを条件にしているが，これはまったく妥当な扱いであり，無症状で胸部画像健診で発見されている多くのMAC症を患者として扱っているのは世界中で日本だけと思われる．

　したがってわが国の無症状，健診発見例に対しては，まずは経過観察で臨むこと，そして病変が一部消退，一部悪化（新出）するのはまったく普通のことであり，一部悪化だけで治療開始の理由とはならないこと，その新出影が肉芽腫型であるかぎり，また患者の症状がないかぎり，引き続き観察を継続すべきこと，を強調してこの章を終わりたい．

──参考文献──

**BACES スコア**

1）　Kim HJ, Kwak N, Hong H, et al. BACES score for predicting mortality in nontuberculous mycobacteria pulmonary disease. *Am J Respir Crit Care Med* 2021; **203**: 230-6.

**臨床経過から見た MAC 症の自然経過（自然治癒を含む）**

2）　Kwon BS, Lee JH, Koh Y, et al. The natural history of non-cavitary nodular bronchiectatic *Mycobacterium avium* complex lung disease. *Respir Med* 2019; **150**: 45-50.

3）　Moon SM, Koh WJ, Baek SY, et al. Long-term natural history of non-cavitary nodular bronchiectatic nontuberculous mycobacterial pulmonary disease. *Respir Med* 2019; **151**: 1-7.

4）　Kim BG, Yu JY, Jhun BW. Spontaneous cultural conversion rate of *Mycobacterium avium* complex pulmonary disease based on BACES severity. *J Clin Med* 2023; **12**: 7125.

5）　Hwang JA, Kim S, Jo KW, et al. Natural history of *Mycobacterium avium* complex lung disease in untreated patients with stable course. *Eur Respir J* 2017; **49**: 1600537.

**CT 画像から見た MAC 症の自然経過**

6）　Lee G, Lee KS, Moon JW, et al. Nodular bronchiectatic *Mycobacterium avium* complex pulmonary disease. Natural course on serial computed tomographic scans. *Ann Am Thorac Soc* 2013; **10**: 299-306.

# §10 MAC症と気管支拡張症

　MAC症には高頻度に気管支拡張症が合併する．一方，気管支拡張症患者を詳しく調べるとMAC症が見つかることが多いとも言われる．MAC症患者に向き合う際に，この気管支拡張症の問題を避けて通ることはできない．

　MAC症の9割を占めるNB型 nodular bronchiectatic type は，画像上，粒状影，結節影（nodule），そして気管支拡張症（bronchiectasis）とから成る病型とされるが，この2つの相互関係，すなわちなぜ両者が合併するのか，先行するのはMAC症なのか気管支拡張症なのかについて，きちんとした議論が少ない．

　ここまでわれわれは多くの症例で，最初は粒状影，結節影のみから成り気管支拡張症はなく，経過とともに気管支拡張症が現れてくる事態を見てきた（気管支拡張症が出現すればNB型だが，当初の粒状影，結節影のみのとき，これを適切に表す語が現在の分類にはない）．
　つまり，NB型という語は，そのできあがる過程を考えることなく，進行し完成した状態を見ての呼称である．
　MAC症の他の比較的まれな病型，過敏性肺炎型，播種型などは病態を見据えての呼び名であることと対比すると，これは少々問題である．

　MAC症患者の実臨床の場において，気管支拡張症はなぜ高率に合併するのか，また合併する場合にMAC症の診療はどう影響されるのか，まとまった論考が少ないのでここでこの問題を取り上げる．

　まず症例から見ていこう．以下に提示する症例はいずれも他の章で取り上げた例ばかりである．これを気管支拡張症に焦点を当てつつ見ていく．

## 症例提示

### 症例 10-1 再燃を繰り返したがその後運動療法で安定し，後に囊胞状気管支拡張症を残した，初診時45歳，女性[*1]

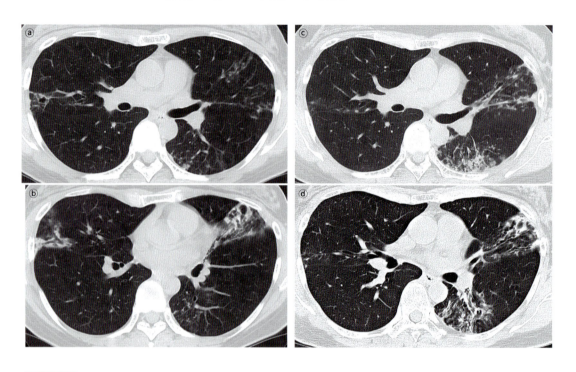

図10-1 CTの推移

a, b) 初回治療時．

c, d) 3回目の悪化時（診断後8年）：舌区，左 $S^6$ に浸潤影，粒状影が見られる．全経過を通じて最も悪化した時期．

　健診発見，当初経過観察していたが，3年後画像上悪化が見られ，菌も陽性となったので，化療（CAM＋EB）を1年間行った．その後，5年目，6年目，8年目，9年目に，再発を起こし，その都度短期化療（CAM＋EB 3か月）を行った．8年目の悪化では症状（咳，痰）があり，培養200colとやや多量の排菌があったので，CAM＋EB＋STFX → CAM＋EBで9か月間治療した．この頃から定期的な身体運動（ウォーキング）を指導した．その後体調がよくなり，食欲も出て，体重も増加した．以後7年間，まったく安定した経過を取っている．咳，痰はなく，肺炎など呼吸器系のトラブルを起こすこともない．

---

[*1] 第6章症例6-3として提示．

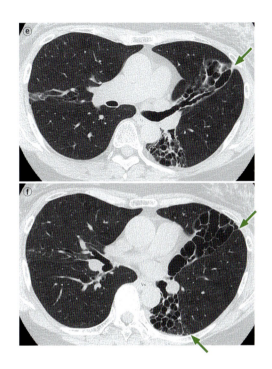

e, f）直近：粒状影や浸潤影はほぼ消失したが，舌区および左$S^6$の気管支が高度に拡張し囊胞状となった（矢印）．すなわち肺野病変は治癒した一方，気道は著しく変形を起こしている．拡張した気管支の壁は薄く，周囲に結節影，浸潤影，すりガラス影などがないので，この時点では活動性の炎症はないと判断される．

## 症例のまとめ

本例は，発見時，右$S^2$，左舌区の軽度の気管支拡張症とその周囲のわずかな粒状影であった．その後現在までの16年間に4回の再燃があったが（いずれも両親の介護のためのストレスが誘因になったものと思われた），短期化療で対処し鎮静させることができた．肺機能は全期間を通じてほぼ不変（%VC 110%）であった．最終的には舌区，左$S^6$に高度の気管支拡張症所見を呈するに至った（壁が薄く，いわゆる囊胞状拡張症）．しかし，その周囲に活動性の炎症の所見はなく症状もない．一般にこのような気道の大規模な構造改変は外来性再感染の母地となりうる懸念があるが，本例では7年間の定期的な観察で何事も起こっていない．この間MACを含む環境の常在菌を吸引する機会が皆無とは考えにくく，局所（気道）の宿主免疫が適切に発揮されているためと考えている．

## 症例提示 症例 10-2

たびたび再発，その都度短期化療で対処し，肺野病変は一時的な悪化の時期を経て安定化，22年経過後中葉に気管支拡張症を生じたがQOL，肺機能は良好な，初診時56歳，女性[*2]

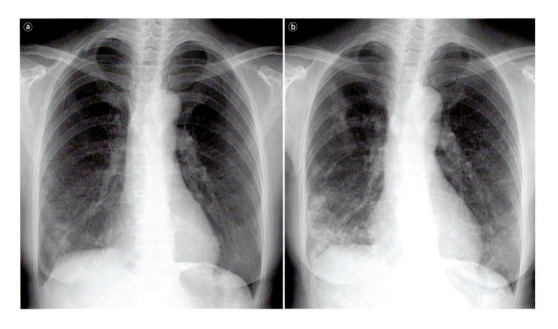

　健診発見，気管支鏡でMAC症（*M. avium*）と診断，化療（CAM ＋ EB ＋ RFP）12か月を行った．その後しばらく安定していたが，親の介護，孫の養育，引っ越しなどのストレスを契機にたびたび悪化（画像上の増悪＋排菌：培養50〜150col）計7回，その都度3〜6か月の化療を行った．肺病変は一時的な悪化の時期を経て安定化，その一方で中葉の気管支拡張症が顕著となってきている．自覚症状は乏しく，肺機能も％VCで見るとほぼ不変である．これをどう考えたらよいだろうか？

---

[*2] 第5章症例5-3として提示．

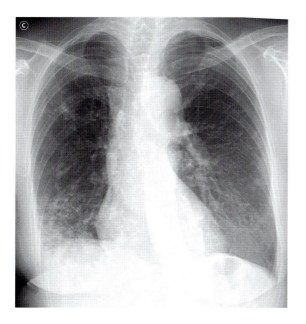

図10-2 単純X線写真の推移

a）初診に近い時期（2005年）の単純X線写真：右下肺野に結節影の集合が見られる．この時点では肺容積の減少は見られない．

b）21年後（2021年）：右下肺野に結節影，浸潤影が大きく増加，右上肺野，左下肺野にも結節影が出現してきた．

c）23年後（2023年）の現在：肺野の陰影は消退傾向にあるが，右横隔膜の上昇，右肺の容積低下が見られる．

症例提示

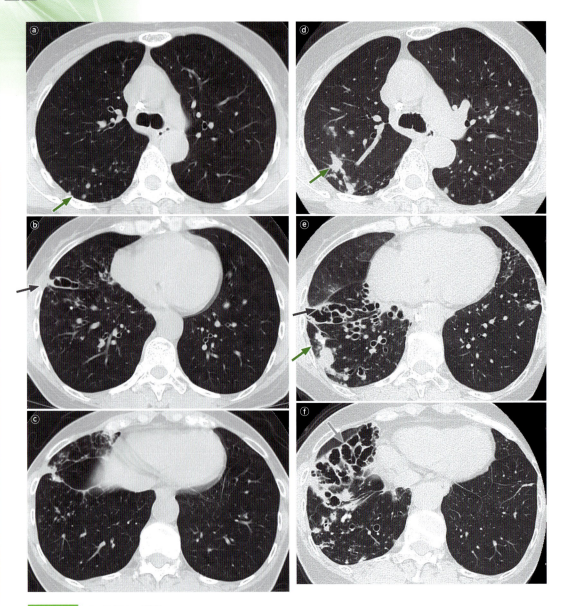

図10-3 CT所見の推移

a〜c）初診に近い時期（2005年）のCT：a）右$S^6$に結節影の散布が見られるが（濃緑矢印），境界は鮮明で，典型的な肉芽腫型である．b）で中葉$S^4$に局所的な気管支拡張症がある（黒矢印）．NB型．

d〜f）初診後21年（2021年），肺野陰影が最も悪化した頃のCT：d）右$S^2$，$S^6$にいくつもの結節，あるいはそれらが融合した粗大な結節が見られる（濃緑矢印），e）右$S^4$の限局性の気管支拡張症は悪化（黒矢印），これを含め中葉全体に気管支拡張症が出現している（灰矢印）．

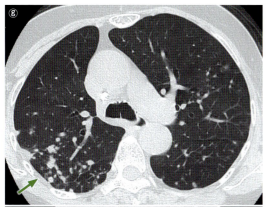
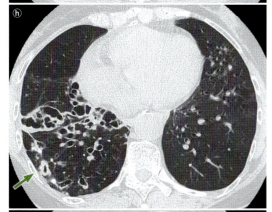
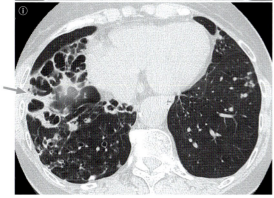

## 症例のまとめ

　本例は NB 型で発症，たびたび再発が見られ，その都度短期の化療（3～6 か月）で対応してきた症例．単純 X 線写真で見ると一時病変は拡大したが，その後一転，縮小している．咳，痰もごくわずかで，元気に日常生活を送っている．

　この患者の画像の推移を検討すると，病変は 2 種類ある．肺野の多発する結節影（肉芽腫性）と中葉および下葉の一部の気管支拡張症である．肺野病変は，治療によって，あるいは自然経過で出現→縮小，消失を繰り返しており，肺実質はあまり破壊されていない．一方，中葉の気管支拡張症は高度に進行している．しかしそれによって不都合な事態が起こっているわけではない．咳，痰もごく少なく，肺機能も悪化しない．また肺炎を起こすこともない．MAC 症の肺野病変は制御されても MAC に由来する気道の拡張は進行していく典型例．

　g～i）初診後 23 年目（2023 年）：g, h）右 $S^2$, $S^8$ の結節群はいずれも縮小傾向，肉芽腫型である（濃緑矢印）．i）その一方で中葉の気管支拡張症がさらに高度となってきている（灰矢印）．これを空洞と誤らないこと．

　全体として，肺野病変はいずれも肉芽腫型で，経過とともに退縮～消失しており，肺の破壊は少ない．一方，中葉の気道の変化は強くなってきている．

199

## 症例提示

### 症例 10-3 健診発見．まったく無治療で7年間経過観察されている50歳，男性[*3]

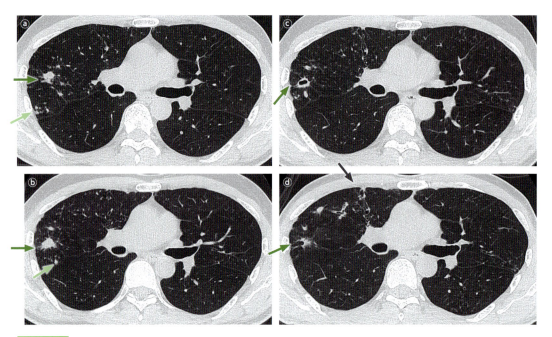

**図 10-4** CT所見の推移：粒状影，結節影に注目して（分岐部よりやや尾側のスライス）

a）2017年：右上葉に結節（濃緑矢印）およびその周囲に散布性粒状影（薄緑矢印）があったが，b）2年後（2019年）：粒状影は減少，中央の結節のみ増大，c）4年後（2021年）：結節の内部に空洞が生じたが，d）6年後（2023年）：空洞は自然に閉鎖した．

　2017年 呼吸器科初診．前年に健診発見，症状はなく，検痰で M. avium 陽性であったが放置．本人治療を希望せず．2019年，検痰で M. avium 陽性，このときわずかに咳，痰があり，CTで小空洞が見出された．しかし本人の希望もあり，無治療で経過観察，その後も陰影は一部消退，一部新出を繰り返し，2023年，空洞は閉鎖，消失した．引き続き観察中．その一方で，右 $S^3$ に気道壁の拡張と肥厚が出現してきている（黒矢印）．

　第4章での提示では空洞が自然経過で消失しうることに焦点を当てたが，本章ではそれとは別の動きとして気道病変の進行に注目する（次ページ図10-5）．

---

[*3] 第4章症例4-5，第9章症例9-3として提示した．

# 症例提示

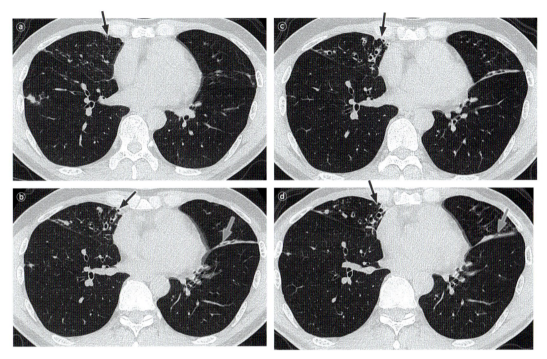

**図10-5** CT所見の推移：気道の変化に注目して（下肺静脈の高さのスライス）

a～c）2017年，2019年，2021年：中葉の気管支群には次第に壁肥厚と拡張が出てきており（黒矢印），また相互の間隔が縮まり，中葉全体としては収縮してきている．

b, d）2019年，2023年：左舌区では一部が虚脱，やはり縮んできている（灰矢印）．右と同様の変化．

## 症例のまとめ

初診時50歳の男性．健診発見で，両上葉の結節影，粒状影が一部退縮，一部増大を繰り返している．菌は2度陽性．症状はほとんどなく，本人は治療を希望せず，7年経過した．肺野病変は自然治癒傾向が強いが，その一方で気管支拡張症は進行性である．その周囲肺の虚脱も起こってきており，中葉，舌区は全体として徐々に収縮しつつある．しかし，現時点では咳，痰などの気道症状，肺炎などはなく，経過観察中．

肺野病変は宿主免疫によりよく制御されているが，その効果は気道には及ばず，気道病変は進行性であることを示している例．

## 症例提示

### 症例 10-4

MAC症として5年間服薬，咳に苦しみ続け当院に転医．咳は気管支拡張症に由来すると考えステロイドを投与したところ年余の咳が消失した．初診時63歳，女性[*4]

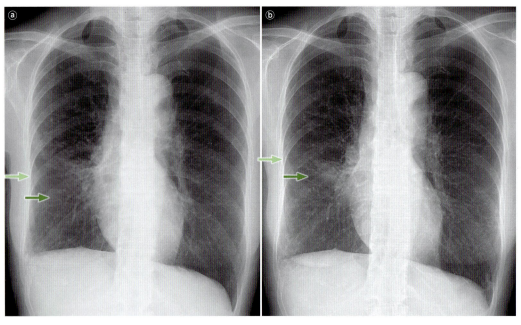

**図 10-6** 単純X線写真の推移

a) 2018年，b) 2023年

右中肺野に中葉の虚脱影（濃緑矢印）があり，その周囲に粒状影が散在している（薄緑矢印）．これらの所見はこの5年間を通じて，ほとんど変化はない．

肺MAC症として5年間CAM＋RFP＋EBを投与された．果てしなく続く服薬に精神的に耐えられず，また1年前から激しい咳が続いたが鎮咳薬を処方されたのみでまったく改善がなく，2018年11月当科を受診した．

精査したが抗酸菌，その他有意な病因菌は検出されず，咳は気管支拡張症に由来するものと判断．PSL 30mgを1週間，引き続いてのICS（シクレソニド）を処方したところ，1年続いた辛い咳はおさまり，QOLは大きく向上した．

その後4年間観察しているが，平素は咳はなく，咳の出現時は数日間のSTFX服用で安定した経過を取っている．CT上，わずかな粒状影が出没するが自然に消退する．

---

[*4] 第8章症例8-2として提示した．

**症例提示**

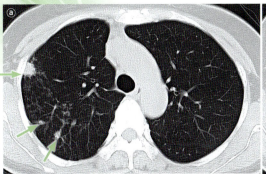
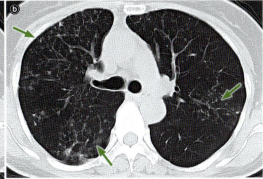
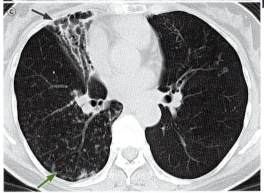

図10-7 前医初診時（2011年）のCT

a, b）右上葉に大小3個の結節影（薄緑矢印），また右肺野に広く粒状影が散布されている（濃緑矢印）．左にも散布が見られる．

c）中葉は虚脱しており，内部に気管支拡張症が見られる．MAC症NB型として典型的な所見と考えられる．

次に当院での5年間のCT所見の推移を供覧する．

症例提示

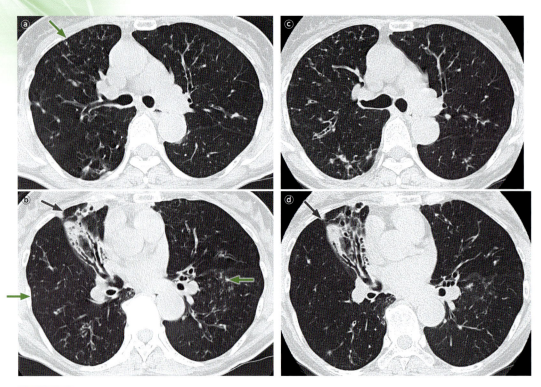

**図 10-8** 当院での CT 所見の推移

a）当院初診時，右肺の結節影，粒状影はほとんど消失していた（濃緑矢印）．画像から MAC 症の治療効果としては上々であり，これ以上の化療の継続は必要ないと判断される．b）中葉の気管支拡張症は不変である（黒矢印）．c, d）5年後，一部新出病変はあるものの肺野の粒状影は全体として減少傾向．一方，気管支拡張症は不変．この間まったく無治療．

　この中葉病変は，全経過を通じて変わらず，以前から存在していたものと思われ，MAC 症発病は，ここに菌が定着，以降肺内に広がったものと推定される．

## 症例のまとめ

　本例の経過の問題点として，前医での連続5年間という化療期間が必要だったか，については8章での提示時に述べた．繰り返すと，前医での菌所見の詳細が明らかでないが，肺野病変はすべて肉芽種型であり，1年以上の化療は必要ない．再排菌があったとしても真に再発なのかどうかCT所見も併用して総合的に判断すべきである．仮に再発と判断されても2～3か月の短期化療でよいと筆者は考える．当院での5年間でまったく再発が見られないことからもそう断定してよさそうである．

　本例は，肺野病変と気管支拡張症との関連を考えるうえで興味深い．症例10-1～3では，肺野病変の推移に関係なく，気管支拡張症は常に進行性であった．本例では全12年間の経過を通して中葉の気管支拡張症はほぼ不変である．このことから，本例においてはまず気管支拡張症が先行し，そこにMACが吸入，定着，発病した例と判断できそうである．

　通常MAC症では咳は重い症状とはならない．MAC症で頑固な苦しい咳を見たら，気管支拡張症に由来するのではないかと考え，吸入ステロイドや，症状が激しい場合には短期間（1週で十分）の経口ステロイドの処方を考慮する．吸入ステロイドはMAC症の発症を促進するとの説もあるが，そもそもMAC症NB型は高率に再発するのであるから，再発したらそれはその時と考えればよい．長く続く激しい咳は患者を精神的，身体的に苦しめ，体重減少，栄養の低下などに繋がり，結局は予後不良に繋がる．患者QOLの改善のためにも，今何が求められているかを考え対処したい．

205

# 解説

　MAC症に高率に気管支拡張症が合併するのはなぜか？　は以前より論議の的となってきた．2つの機序が想定されている．

　　1）気管支拡張症が先行し，そこに定着したMACがそれ以降経気道性に肺内に散布して次々と新しい病変を形成していく．

　　2）末梢気道に定着，侵入したMACが主に気管支の壁（粘膜下）に肉芽腫性炎症を起こし，それが次第に壁沿いに中枢に向かって広がっていき，気道壁の構造保持組織である軟骨や弾性線維を破壊，そのために気管支が拡張していく．

　詳細な病理学的検討が3つある．以下に紹介する．

　岩井らは，MAC症の基本病変は，呼吸細気管支から周囲肺胞領域に形成される肉芽腫性炎症（肉芽腫形成とリンパ球浸潤）であるとしている．このような炎症はより中枢側の細気管支壁内の粘膜上皮下にも連続的に形成され，リンパ管を通してより中枢へと進展していく．このように，末梢肺に起こったMACの炎症が徐々に気管支沿いに中枢へと進展しそのために中枢側の気管支拡張症が形成されるという機序が考えられる．しかし以前より存在していた非特異性の気管支拡張症に二次的にMACが付着し病変を形成する可能性もあり，いずれとも決めがたいとしている（2005年）．

　蛇澤は，肉芽腫性炎症がまず末梢に形成され，そこから中枢側に広がり，粘膜に炎症が波及し，その場合上皮の剝脱，潰瘍化もまれではないとしている．気管支拡張症例では，激しい炎症のために中枢側気道の壁の平滑筋，弾性線維が消失し，気道壁が脆弱化し，この炎症はまた周囲肺にも及ぶ．すなわちMACによる炎症の中枢側への進展が気道の拡張をもたらす．しかし一方，非特異的な気管支拡張症に続発したと判定される例も少なくないとし，機序1，2のいずれもありうると，岩井とほぼ同様の見解を述べている（2009年）．

　藤田らは，MAC症の初期病変は終末細気管支より末梢，すなわち呼吸細気管支，肺領域であるとし，そこから中枢側にかけて上皮下に肉芽腫性炎症が起こっており，それがさらに発達すると気管支の基本構造（軟骨，平滑筋など）を破壊し，気管支拡張症を起こす，長期フォローし画像所見を解析した諸家の報告もあわせると，MACの感染そのものにより，長い年月の間に気管支の変化が起こることが多いようだと述べている（2013年）．

　筆者は，これらの研究を踏まえ，またここで提示した自験例の検討から，MAC症の気管支拡張症は，MAC症という病気の本質的な一部であると考えている，先行する気管支拡張症の二次性病変である場合もあるが，それは少ない．また，肺野病変には有効な化療や宿主免疫は，なぜかこの気道病変を必ずしもコントロールできないようだ．

　これが臨床の場でどんな意味を持つかであるが，MAC症の一部として発現してくる気管支拡張症については，その進行を制御することは難しい．しかし実害は少なく，患者を苦しめる咳は必ずしも多くなく，また肺機能もこれ単独では低下は少ない．すなわち特別の対応を必要とし

ないことが多い．もちろん新たな再感染の母地とはなりうるが，それはその際また対処すればよいだけのことだと思う．

　もちろん，気管支拡張症一般の話として，急性増悪や肺炎を起こしうることは確かで，筆者はそれを考慮し，キノロン系抗菌薬（TFLX）を患者の手許に持たせ，咳痰の増悪があれば患者の自己判断で服用させるようにしている．

　本書で多くの実例を示したが，再発の場合の治療は CAM ＋ EB 2 剤の 3 か月程度の治療で十分制御できる．制御できない重症例はあるが，多くはない．再感染を恐れて患者に延々と長期の加療を行うことは，いたずらに患者を苦しめるだけで，合理的な対処ではない．

## ──参考文献──

1) 岩井和郎，蛇澤晶，奥村昌夫．第 2 章 非結核性抗酸菌症の病理学．藤田次郎ほか，編．非結核性抗酸菌症の基礎と臨床．大阪：医薬ジャーナル，2015：578-99.

2) 蛇澤晶，朝川勝明，田村厚久，ほか．*Mycobacterium avium* complex 症の病理．日胸 2009；**68**：1032-45.

3) 藤田次郎，原永修作，比嘉太，ほか．2．気道感染症 4）非結核性抗酸菌症．日胸 2012；**71**：S152-8.

4) Griffith DE, Aksamit TR. *Mycobacterium avium* complex and bronchiectasis. There's something happening here. *Am J Respir Crit Care Med* 2018; **198**: 1252-3.

5) 鈴木克洋，田中栄作，露口一成，ほか．M. avium complex 症，一次感染症型を中心に．化療の領域 1999；**15**：689-94.

### 病理から見た MAC 症気道病変とその進展

6) Fujita J, Ohtsuki Y, Shigeto E, et al. Pathological findings of bronchiectases caused by *Mycobacterium avium intracellulare* complex. *Respir Med* 2003; **97**: 933-8.

7) 岩井和郎．非結核性抗酸菌症の病理．徳田均，氏田万寿夫，岩井和郎．画像と病理から学ぶ：結核・非結核性抗酸菌症．東京：克誠堂出版，2016：126-31.

### 画像から見た MAC 症の気道病変の進展

8) 氏田万寿夫．肺抗酸菌症 -2 非結核性抗酸菌症．村田喜代史ほか，編．胸部の CT（第 4 版）．東京：メディカル・サイエンス・インターナショナル，2018：407-21.

9) Park TY, Chong S, Jung JW, et al. Natural course of the nodular bronchiectatic form of *Mycobacterium Avium* complex lung disease: long-term radiologic change without treatment. *PLoS One* 2017; **12**: e0185774.

### 軽症 MAC 症の画像所見の推移（日本の多施設共同研究）：最後に気管支拡張症が顕在化する

10) Kimizuka Y, Hoshino Y, Nishimura T, et al. Retrospective evaluation of natural course in mild cases of *Mycobacterium avium* complex pulmonary disease. *PLoS ONE* 2019; **14**: e0216034.

# §11 MAC症と肺癌

　MAC症患者と長く付き合い，画像で長期経過を追っていると，肺癌が出現してきて驚くことがある．

　MAC症は通常，胸部画像（単純X線写真，CT）上，肺野の多発結節影，粒状影を所見とするので，結節影を呈する肺癌（主に肺野型）が出現してきた場合，どうしてもその中に紛れて診断が遅れがちとなる．

　以下に自験例を提示し，MAC症の群発陰影の中に肺野型肺癌が出現してきた場合，これをどうやって拾い上げるかを考えてみたい．

## 症例提示

### 症例 11-1 RA で経過観察中に偶然発見された肺野型肺癌．初診時 67 歳，女性[*1]

20 年前発症の RA．専門病院で治療を受けており，最近は MTX のみで安定していた．既往歴に，25 年前 MAC 症で治療（詳細不明）．その後肺については安定していた．

画像で右上肺野の粒状影に加えて左下肺野の結節影に気付かれ，後者について CT で肺癌が疑われ，2017 年 8 月紹介初診となった．気管支鏡検査にて，右上葉の粒状影については BAL で塗抹陰性，*M. avium* PCR 陽性，培養 10col．左 $S^{10}$ の結節影については TBLB で腺癌．以上より右上葉の MAC 症（低活動性），および左下葉の原発性肺癌 stage I と診断し，癌専門病院に紹介した．

同病院初診時の胸部 X 線写真で，わずか 2 週間前に当院で安定と評価してあった右 $S^2$ 病巣の部位に一致して径 2cm 大の結節影が 2 個出現していた．PET でも同部に取り込みあり，再評価の結果，MAC 症が急性増悪（癌告知という精神的ストレスが関与）したものと診断．

CAM + EB にて 1 か月治療し，結節影の縮小が確認できたので癌に対する手術（左下葉切除）が行われた．T1bN0M0 であり，治癒切除であった．その後，当院で CAM + EB を続行．消化器症状のため治療は 6 か月で打ち切ったが，その後良好な経過を取り，7 年後の現在健康な日々を送っている．

---

[*1] 本例は，第 6 章症例 6-2 精神的ストレス（癌告知）がきっかけとなって急な経過で悪化した MAC 症として提示したものと同一症例である．

症例提示

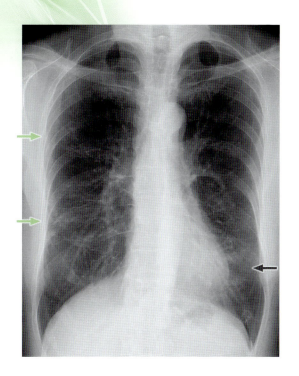

**図 11-1** 肺癌発見時（2017 年）の X 線写真

左上肺野，中肺野にわずかな粒状影を見る（薄緑矢印）．

左下肺野に径 2cm 大の結節影を認める（黒矢印）．

## 症例解説

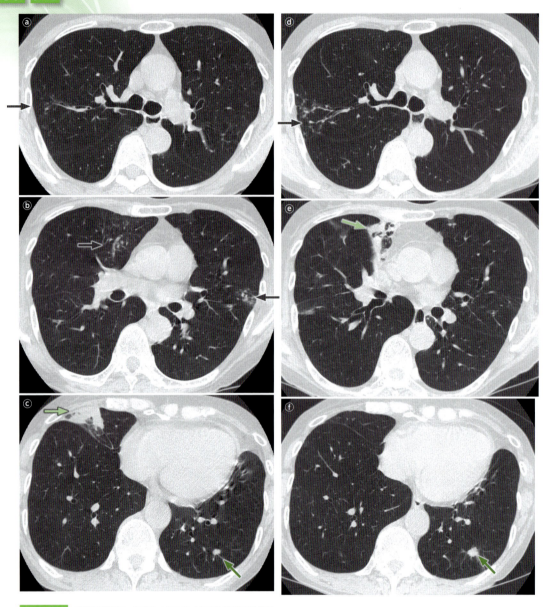

**図11-2** 肺癌発見に至るまでの4年半の経過CT

a〜c）初診時，2013年：右上葉，左上葉にごく小範囲の粒状影（黒矢印）があり，また中葉には浸潤影（薄緑矢印）を見る．これらはMAC症を疑う所見ではあるが，経過観察とされた．左下葉に結節影を認めるが（濃緑矢印），この時点では癌と疑うことすら難しい．

d〜f）3年半後（2016年）：右上葉$S^2$には末梢の気道壁の肥厚拡張が出現し（黒矢印），その周囲に粒状影が散布している．中葉は虚脱し，その内部の気管支拡張（薄緑矢印）があり，ここまで来るとNB型MAC症が強く疑われる．左下の結節（濃緑矢印）は増大傾向だがこのときも腫瘍とは疑われなかった．

g〜i）4年半後（2017年）：右上葉の粒状影は不変（薄緑矢印）．右下葉$S^8$に新たな散布性粒状影が出現（灰矢印）．そして左下葉の結節影（濃緑矢印）はさらに増大し，この時点で初めて肺癌が疑われた．

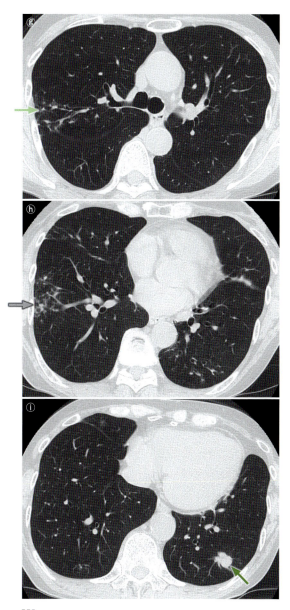

## 症例のまとめ

　本例は，基礎疾患に RA があり治療中．また既往に 25 年前，MAC 症で治療歴がある．
　RA 治療を行っていた前医で時折 CT が撮影されていた．初診時の CT 所見は粒状影が主で中枢性の気管支拡張はないので NB 型とは言えない．その後肺野に粒状影が出没したが，その中で左下葉の結節は境界明瞭な結節影でやや異質であったが，これは MAC 症の経過でもよくあることで，ここだけが異なる性質の病変（癌）と疑うことは不可能．すこしずつ増大していたが，2016 年の時点で癌を疑うべきであったとまでは言えない．幸い手遅れになることなく治癒切除ができた．
　本例が，癌の告知という精神的ストレスから，MAC 症病変が急速に悪化したことは「第6章 ストレスと悪化」の章で説明した．改めて参照されたい．

## 症例提示

### 症例 11-2 MAC症の多発結節影の中に紛れて発見が遅れた肺癌. 初診時74歳, 女性

2008年 偶然, 両側肺野の粒状影に気付かれ, 2010年に前医で気管支鏡検査, MAC症と診断されたが, 無症状なので経過観察.

2014年8月当科受診. 気管支鏡検査で塗抹陰性, *M. avium* PCR陽性, 培養50colであったが, 呼吸器症状なく, また自然経過で画像上の改善があり, 観察となった.

2年後 (2016年), 画像上増悪があり, CAM＋EBの2剤治療開始, しかし3か月で消化器症状のため中止. 4年後 (2018年), 画像上の悪化がありCAM＋EB3か月投与. 5年後 (2019年), 左に結節影が複数新出. しかしMAC症によくある経過と考え, 経過観察を続けた. 2021年3月, 左肺門部の陰影がやや増強したが, このときもおおむね安定した経過と評価.

2021年11月の定期CTで, 左肺門部の肺癌が疑われ, 癌専門病院へ紹介. 肺癌, stage IIbと診断された. 年齢, 部位から手術適応はなく, 癌化学療法 (オシメルチニブ) 開始となった (このとき81歳, 体重40kg). MAC症の陰影が増悪傾向なので, 当院でその治療を行うこととなり, CAM＋EBを断続投与した.

2023年4月, 通院困難となり地元の病院へ転医となった.

症例解説

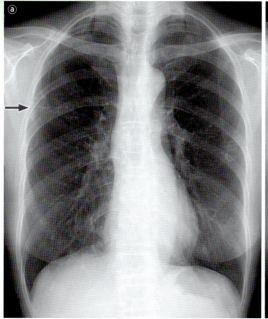
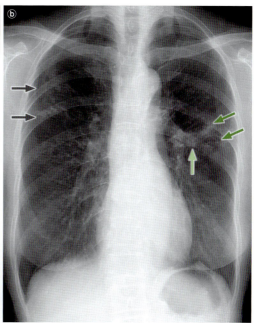
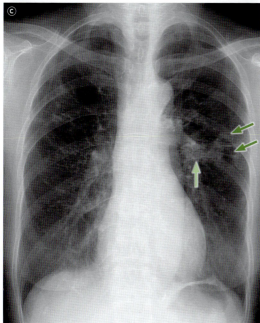

**図 11-3** 胸部単純 X 線写真の推移

a) 当院初診 2 年後（2016 年）：右上肺野に粒状影を認める（黒矢印）．

b) 6 年後（2020 年）：右上葉の粒状影は増加（黒矢印），左肺に 2 個の結節影（仔細に見ると粒状影の集合）（濃緑矢印）が出現．その肺門側にも複数の結節影があるようだが，この時点ではすべて MAC 症の病変と考えていた．

c) 7 年後（2021 年）：右上葉の粒状影はさらに増加している．左肺野の 2 個の結節影は肺門側に引き寄せられ（濃緑矢印），肺門部に大きめの結節影が顕在化（薄緑矢印）．このときの CT で初めてこの結節について肺癌疑いと診断された．

症例解説

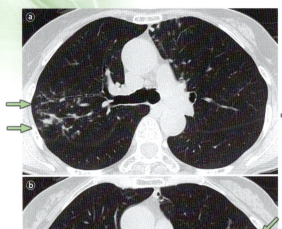
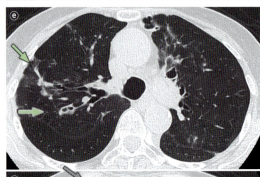
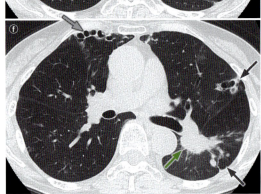
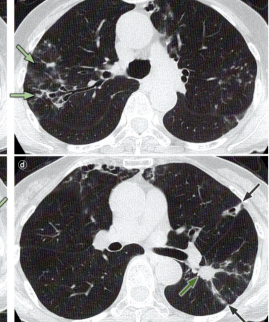

**図11-4** CT所見の推移

a, b) 診断2年後（2016年）：右上葉 $S^2$, 左上葉 $S^{1+2}$ に分岐状影が多発．

c, d) 6年後（2020年）：右上葉の粒状影，分岐状影は数を増し，また末梢性の気管支拡張症が顕在化してきている．左肺にも結節影が出現（黒矢印），また左肺門に接してひときわ大きい結節影が見られるが，この時点では他の結節とは異なる病変（腫瘍）とは認識されなかった．

e, f) 7年後（2021年）：右上葉の病変は縮小，左の結節影も縮小（その中に見える透亮像は，空洞ではなく，気管支拡張症）（黒矢印）．左肺門部の結節はさらに増大しており，このとき初めて，腫瘍が疑われた．なお右 $S^3$ にも気管支拡張症が出現してきている（灰矢印）．

## 症例解説

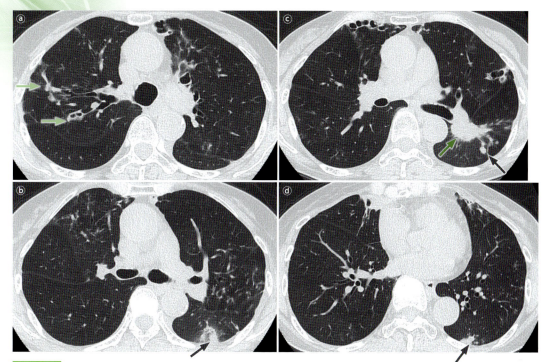

**図11-5** 悪性腫瘍と認識された2021年の肺野スライス4枚（a, cは図11-4の再掲）

a) 右上葉の病変群は大きく退縮（薄緑矢印）．

b, d) 左下葉に新規に結節影（複数）が出現してきているが（黒矢印），これらはその後縮小ないし消滅，MAC症の病変と判断される．

c) 左肺門部の結節（濃緑矢印）は増大し，スピクラを伴い，悪性らしさが顕現してきた．

## 症例のまとめ

　MAC症で当科で7年間，前医での診断からは13年間，観察を続けてきた初診時74歳の女性．一貫して呼吸器症状も全身症状もなかった．途中2度にわたって画像上の悪化から化療の適応と判断し，短期間の2剤化療を行い（重い胃腸障害でそれ以上服薬できず）その都度画像上の改善を見ていた．

　画像上は当初は右$B^2$末梢部に限局した粒状，分岐状病変で（この時点では気管支拡張症はなく，NB型とも言えない．その後の経過で気管支拡張が出現してきてようやく最後の1年でNB型と呼べる状態になった），そこから徐々に拡大したが，一貫して肺野の粒状影，結節影が主たる画像所見であった．それらの影は出没を繰り返してきたが，左肺門部に出現してきた癌はその中に紛れて，当初CTでさえも認識できなかった．今見ると癌との診断の1年前，2020年の時点で認識すべきであった．仮にその時点で認識できていたとしても，部位，年齢（81歳）から，治療方法は同じであったと思われるが．

　癌が増大した頃，にわかに肺のあちこちに結節影が出没するようになったが，いずれもMAC症病変と判断される．これらの変化の激しい中で左肺門部の結節のみをそれらとは異質な腫瘍性病変であると認識するのは振り返ってみても難しい．

## 症例提示

### 症例 11-3

経過観察中に肺野型肺癌が診断され，振り返ってみると最初から癌を疑うべきだったと反省させられた初診時 65 歳，女性

2010 年 1 月，健診で肺野異常影を指摘され，受診．肺野に多発粒状影，結節影があり，BAL 液で塗抹陰性，*M. intracellulare* PCR 陽性，培養陽性 10col で，MAC 症との診断．しかし症状がないので，無治療で 3 か月ごとに経過観察を続けた．

2011 年 6 月の単純 X 線写真で右上葉の結節影が増大していることから精査となった．

CT では多くの肺野病変は粒状影が主であるが，一部に境界明瞭な結節影もある．しかし右上葉の結節影はそれらとはまったく異なる性状で，高分化腺癌を疑う所見と考えられ，気管支鏡検査の結果，腺癌との診断となり，2011 年 9 月右上葉肺癌で右上葉切除手術となった．

## 症例解説

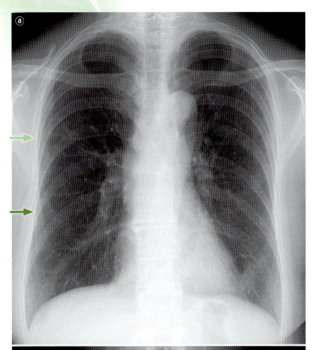
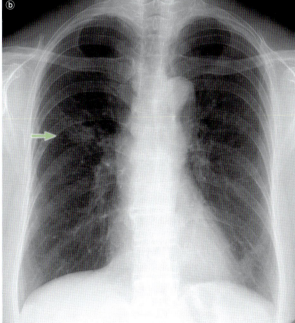

図 11-6 単純 X 線写真の推移

a）初診時（2009 年）：右中肺野に淡い結節影（薄緑矢印），下肺野に散布性の粒状影を認める（濃緑矢印）．

b）2 年後（2011 年）：右中肺野に結節影が顕在化してきた．

# 症例解説

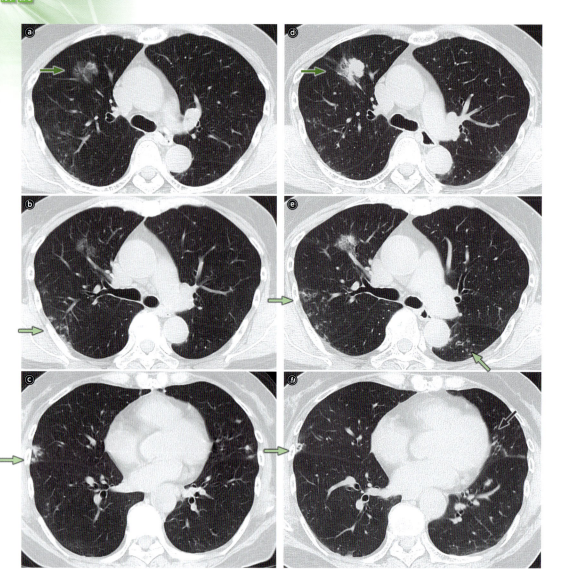

## 図 11-7　CT 所見の推移

　a〜c）初診時（2009 年）：右上葉 $S^3$ に径 2cm の淡いすりガラス状結節影がある（濃緑矢印）．その他，b）$S^2$ では粒状散布影，c）$S^4$ では結節影（よく見ると粒状影の集合）を認める．

　d〜f）肺癌診断時（2011 年）：右上葉の結節は一回り大きくなり，その 2/3 は密度が濃くなっている．その他，肺内のあちこちに粒状影が出現，消失を繰り返している（薄緑矢印）．左舌区にはわずかに気管支拡張症の所見が認められる（黒矢印）．

　初回の画像評価では肺内に多発性の粒状影の散布，あるいは結節影が認められた．その中で右上葉の結節影はやや大きく，性状もすりガラス様であったが，BAL 液で *M. intracellulare* が培養陽性で検出されたこともあり，全体を MAC の肺病変と診断してしまった（画像読影を担当した放射線科医も含め）．

　経過観察で，多くの病変は縮小し，またその一方で新出病変もあり，それらについては MAC 症の経過として矛盾はない．しかし右上葉の陰影は典型的な腺癌の所見を呈するようになり，気管支鏡下擦過の細胞診で腺癌の診断となり，他院に転院，右上葉切除となった．

　初回の CT を丁寧に読影すると，やはり高分化腺癌を疑うべき所見だった．

症例解説

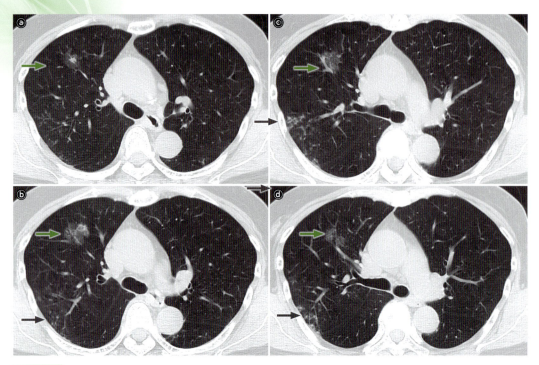

**図 11-8** 初回のCTの再検討

　a, b）：右上葉に円形のすりガラス影があり，その境界は明瞭である．中心部に濃い部分があり，高分化腺癌を疑うべき所見である（濃緑矢印）．

　c, d）やや尾側のスライス：当該すりガラス影（濃緑矢印）の他に，粒状影が散布性に認められ（黒矢印），こちらは抗酸菌感染症を疑う所見．同様の所見は肺内の他の部位にも見られ，後者に引きずられて，すべてMAC症の病変と診断してしまった．

## 症例のまとめ

　初回の評価で，BAL液からMACが培養陽性で検出され，また肺内に多発性に散布性粒状影あるいは結節影があることに引きずられ，右上葉にある病変が異質のものであることを見抜けなかった．その可能性を念頭に置いて画像の読影，あるいは総合的な診断に当たるべきことを知った1例．

NTM症では肺癌の罹患率が高いという報告がいくつかある．以下，わが国の検討結果を紹介する．

Tamuraらは，2003～2011年の肺癌1,382例中，気管支鏡で洗浄液の抗酸菌検査があわせて行われた1,258例の中で，25例2.0％がMAC陽性であり，うち10例0.8％がMAC症と診断されたと報告している．

Kusumotoらは，NTM症患者registry（2012～2017年，361人）および過去の病歴調査から，肺癌は8例見出され，発生率は125人/10万人年と，一般人口の肺癌よりも高率であったと報告している．

Unoらは，わが国の大規模データベース（健康保険請求データ）の解析から，NTM症患者における肺癌発生率のオッズ比が12.2であったと報告している．

合併頻度が高い説明として，MAC症という慢性炎症状態が発癌を促すという説，逆に肺癌が存在することがMAC感染に促進的に働く，という説の両方がある．

 臨床像

細田らは，2006～2012年の間に肺MAC症で受診した530例のうち肺癌を同時期に合併した13例（2.5％）につき，臨床の詳細を検討している．平均年齢73歳，喫煙者：5例．喫煙との関連は薄いようである．同時発見6例，肺MAC症先行7例．組織型は腺癌9例，小細胞癌2例，病期Ⅰ～ⅢA期が11例，うち10例に対し切除術が行われていた．比較的早期に発見され予後良好例が多い．

このように，MAC症に肺癌が合併することが少なからずあることは近年報告が相次いでおり，呼吸器内科医もこのことをよく知っておく必要がある．適切に診断を行えば，予後はそれなりに良好である．

そのためには，60歳以上のMAC症患者をフォローする場合，年1回のCT検査は行うべきだろう．

その際，多発するMAC症病変の中で，その中に紛れて発生した肺癌をそれと認識することは容易ではない．

症例11-1のように，癌が境界明瞭，スピクラや周囲構造の引き込みを伴っている場合，MAC症でもまったく同じことが起こりうるので，1時点での鑑別は難しい．経過を見ていくということだろう．

症例11-2も，結節の増大とスピクラの顕在化でようやく肺癌と気付かれたが，その前の段階でも疑いは持たれるべきであった．難しいところである．

症例11-3では，最初の時点で右上葉病変はすりガラスとその中の濃厚部分から成り，他の肺

野病変のない状態でこれを見れば，高分化腺癌を疑う所見であった．MAC症には肺癌が合併しやすいという認識を頭の隅に置いて，読影に当たる必要がある．

―参考文献―

1) Tamura A, Hebisawa A, Kusaka K, et al. Relationship between lung cancer and mycobacterium avium complex isolated using bronchoscopy. *Open Respir Med J* 2016; **10**: 20-8.
2) Kusumoto T, Asakura T, Suzuki S, et al. Development of lung cancer in patients with nontuberculous mycobacterial lung disease. *Respir Investig* 2019; **57**: 157-64.
3) Uno S, Asakura T, Morimoto K, et al. Comorbidities associated with nontuberculous mycobacterial disease in Japanese adults: a claims-data analysis. *BMC Pulm Med* 2020; **20**: 262.
4) 細田千晶，萩原恵里，篠原岳，ほか．肺癌を合併した肺 *Mycobacterium avium* complex 症13例の臨床的検討．結核 2014；**89**：691-5．
5) 田村厚久．がんと結核・非結核性抗酸菌症．結核 2022；**97**：13-20．
6) Kamei R, Sawahata M, Yoshizumi N, et al. Pulmonary mycobacterium avium complex disease complicated by cancer: an 11-year survey at a single-center. *J Rural Med* 2021; **16**: 72-6.

# §12 RA に合併する MAC 症

　　MAC 症は一般宿主だけでなく，免疫の低下した宿主，たとえば HIV 感染症などでも重要な日和見感染症であるが，この章では特に関節リウマチ（RA）を取り上げる．その理由は，以下の 3 点である．

①RA 患者に合併する MAC 症は非常に多い（後述）．

②大多数の例で一般宿主の MAC 症と同様な病像を呈するが，時に激烈な経過を取り，診断，治療に特別な配慮を要する例がある．

③MAC 症発症の時点で，患者の多くは PSL，TAC や生物学的製剤などの免疫抑制薬を投与されている．これはそういう治療を要するほど RA の重症度が高いということで，MAC 症を発症したからといってこれら免疫抑制薬を中止すると，RA のコントロールが乱れ，患者はたいへんに苦しむことになる．けっして安易に中止すべきではない．これらの薬物を中止しなくとも，RA，MAC 症の治療は安全に並行して行える．しかし，このことは呼吸器科医に必ずしも理解されていない．

## 症例提示

### 症例 12-1 再燃時肺炎型を呈し，治療にステロイドの併用が有効であった 65 歳，女性[*1]

　RA 歴 25 年の女性．3 年ほど前に MAC 症と診断されたが，その時は画像上は普通の NB 型であり，CAM ＋ EB 1 年間（RA の治療に TAC 使用中であり，RFP の使用は薬物相互作用の懸念から用いられなかった）で良好な経過だった．

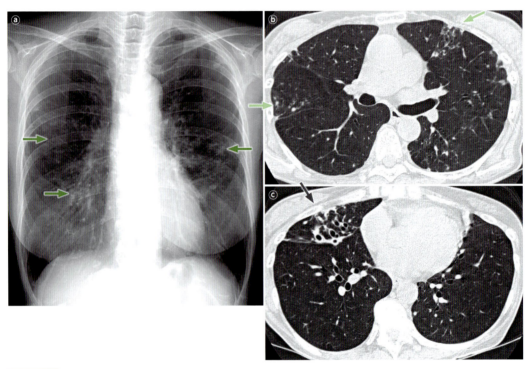

**図 12-1** MAC 症初回診断時（2013 年）の画像所見
　a）単純 X 線写真では，両側中〜下肺野に散布性の粒状影を見る（濃緑矢印）．
　b）CT でも区域性に散布された粒状影（薄緑矢印），c）中葉の気管支拡張症（黒矢印）が見られる．
　典型的な NB 型である．

---

[*1] 第 1 章症例 1-4 の再掲．

> **症例提示**

　3年半後，2週間前からの咳，息切れ，微熱で受診．胸部X線写真上両肺に広範に肺炎様陰影を認め入院となった．抗酸菌塗抹陽性，*M. avium* PCR陽性，培養も陽性．同時に緑膿菌が検出された．

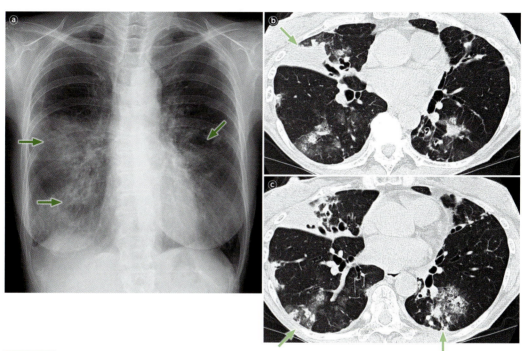

**図12-2** 3年半後（2016年）再発時の画像所見
　a）単純X線写真で両肺に広範な浸潤影を認める（濃緑矢印）．
　b）CTでは両側多発性に浸潤影およびその周囲のすりガラス影があり（薄緑矢印），強い急性炎症が示唆される．

## 症例解説

　当初緑膿菌肺炎を想定し，感受性のある一般抗菌薬を投与したがまったく無効．診断をMACによる肺炎と変更し，CAM，EB，STFX，AMKを投与．若干の改善を得たものの効果不十分で，mPSL 250mg×3日投与を追加．その後急速に画像所見および症状の改善を得た．PSLは漸減投与し短期間で終了，CAM，EB，STFXも6か月で終了，以後再発を認めていない．

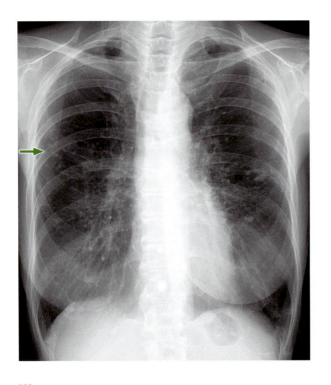

**図12-3** 治療開始6か月後のX線写真
　肺炎様陰影は完全に消失．肺野には初回治療時の瘢痕様所見が見られるのみである（濃緑矢印）．

## 症例のまとめ

　RA罹患歴の長い65歳，女性．2度目のMAC症は肺炎様の病像で発症，気管支鏡検査で，MACと緑膿菌が検出された．普通に考えれば緑膿菌肺炎であるが，感受性のある抗菌薬を強力に投与したがまったく改善なし．そこでMACによる肺炎と診断を変更，抗酸菌化療を行った．それでも改善に乏しく，ステロイドを短期集中的に投与したところ，急速な改善を見た．MACでも肺炎は起こりうることはいくつかの報告があり，またその治療にステロイドの併用が有効であることも報告されている．

## 症例提示

### 症例 12-2 当初RAのOPとの判断でステロイドが投与されたが，後にMAC症と判明した69歳，男性

3年前RAを発症，MTXでコントロール良好であった．

4か月前から咳が持続，食思不振が加わり，発熱が出現．胸部単純X線写真で肺炎と判断し，一般抗菌薬が投与されたがまったく反応せず，気管支鏡検査（TBLB）でRAに合併したOPと診断された．

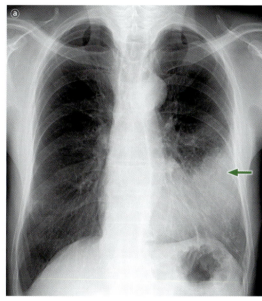
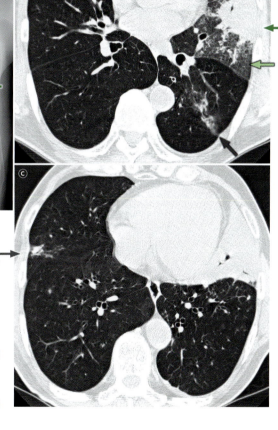

**図12-4** OP診断時の画像所見

a）右下肺野に濃厚な浸潤影が広がっている（濃緑矢印）．

b）CTでは舌区領域にコンソリデーション（濃緑矢印）とそれを取り巻くすりガラス影（薄緑矢印）を見る．その他に，肺野にいくつかの結節影を見る（黒矢印）．この結節影を見ると，この時点で抗酸菌感染症は鑑別に挙げるべきだった．

## 症例解説

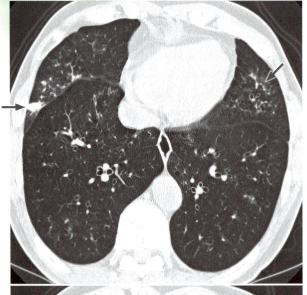
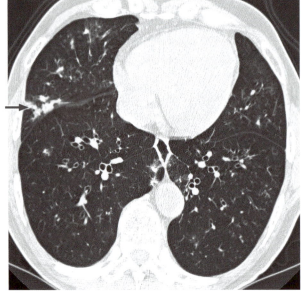

PSL 60mgから治療が開始されたが，いったん改善したものの途中で再燃し，検痰で多量のMACが検出され，そこでようやくMAC症と判明した．以後，抗酸菌化療とステロイドを併用し，ステロイドは慎重に減量し，1年後，治癒を得た．

OPはRAの合併症としてまれならず遭遇する疾患であるが，このようにMACが関与する場合があるので，十分注意する必要がある．

本症例は4か月前から咳があり，2か月前にCTが撮影されていて，そこでは結節影，粒状影など，典型的な抗酸菌感染症の所見があったが，見落とされた．

**図12-5** 発症2か月前，咳が続いていた頃に撮影されたCT

大小の結節影，粒状影があり（黒矢印），ここですでに抗酸菌感染症を疑うべき所見である．

### 症例のまとめ

　強い呼吸器症状，全身症状で発症し，当初RAのOPと診断され，大量のステロイドが使用されたが，後の経過でMAC症（浸出型）と診断された症例．

　先行する4か月間の咳を軽視せず，また2か月前のCTを丁寧に読影すれば，MAC症との診断は発症前に可能であったと思われる．

　ここに示したように，RA患者において，肺炎型を呈するMAC症は，多くはないものの，孤立結節型，過敏性肺炎型，全身播種型よりは多い．RA診療の場から相談を受けた場合，このことを念頭に置いて診断，治療に当たるべきである．

# 解説

症例 12-1 では，当初細菌性肺炎との判断が行われ，正しい診断・治療が遅れた．なお，初発時と再燃時の病像がまったく異なったこと（初回は肉芽腫型，2回目は浸出型）が興味深い．

また症例 12-2 では病像が激烈であり，それに惑わされて，RA の OP と誤診され，正しい診断が遅れた．

この2例を通じて，RA 患者に一般抗菌薬治療に抵抗する肺炎様病像を見た場合，常に MAC 症は考慮に入れるべきであると言える．

MAC は基本的に弱毒菌であり，これに対して宿主免疫は通常肉芽腫形成で対応する（図 12-7a）．これは moderate な免疫応答であり，MAC 症 NB 型の多くはこれである（画像的に結節影，粒状影，臨床経過も穏やかかつ緩慢）（図 12-1）．しかし症例 12-1 の再燃時（図 12-2）に見られるように強い免疫応答が起こることがあり，これは一般宿主でも時に見られるが，RA 患者では珍しくない．その免疫学的機序は未解明であるが，結核でわかっていることから類推すると，病理学的には浸出性で，免疫学的には TNFα, IL-1β, IL-17 などが関与する強い免疫応答であり（図 12-7b），臨床的には細菌性肺炎に類似する病像を呈する．症例 12-1 は，MAC 症の病像が，そのときの宿主の免疫応答でまったく異なったものになりうることを示しており，MAC 症とは何かを考えさせる．

さらに激烈な免疫応答が起こった場合，肺組織の広範な破壊を伴い，不良の経過を取ることがある（これは第1章の症例 1-2 で示した．この患者も RA であった．下に再掲）．

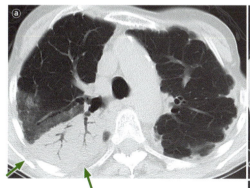
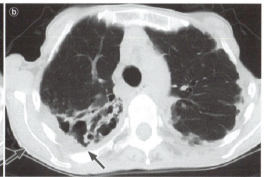
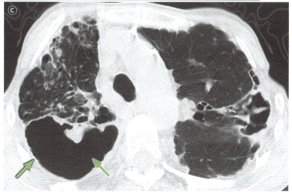

**図12-6** 症例 1-2 の CT 所見

a）治療開始時：右 $S^2$ に広範な浸潤影が形成されている．肺炎型の MAC 症（浸出型）．

b）1年後：その部位に一致して空洞が形成されている．

c）さらに1年後：空洞は融合して巨大化している．

抗酸菌感染症でこのような細菌性肺炎に類似する急性の激しい病像を呈することは結核では珍しくないが（結核性肺炎），MAC症では比較的まれであり，そのためか現行のMAC症の画像分類には記載されていない．RA患者に特に多いが一般宿主でも時に見られるので，第1章冒頭で述べたように，MAC症の画像所見分類に「肺炎型」は付け加えられるべきと筆者は考える．

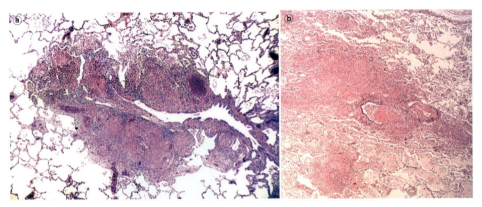

**図12-7** 病理から見た抗酸菌感染症（TB）における宿主の免疫応答：肉芽腫型と浸出型
a）肉芽腫性病変：穏やかな（moderate）免疫応答，Th1系の免疫プロセス．
b）浸出性病変：激しい免疫応答（hyperallergic），TNFα，IL-1β，IL-17などが関与する．

## RA患者のNTM症について：なぜ特別の配慮が必要か

呼吸器専門医が初診でRA患者のNTM症を見る機会は少なく，大抵はリウマチ・膠原病科医からのコンサルテーションである．したがって，呼吸器科専門医もRAのNTM症について基礎知識は持っておく必要がある．

RA患者のNTM症発症率は一般人口よりずっと多い．RA患者のさまざまな合併症を調査するわが国最大規模の疫学研究，*NinJa*〔National Database of Rheumatic Diseases by iR-net in Japan（関節リウマチ患者データベース）〕研究によれば，2014年のRA患者のNTM症有病率は10万人対996.9であり（バイオ使用率は20％），同時期に行われた全国規模の調査が示した一般人口の10倍となっている．この数字を10年後の現在でも同じと見なし（これより上昇している可能性は十分にある），全国のRA患者数を80万人とすると，現時点で8,000人以上のRA-NTM症患者が存在すると推定される．

## なぜ RA 患者には NTM 症が多いのか？

　NTM は環境中の常在菌であり，一般的には肺の構造改変部（気道病変，間質性肺炎など）があるとそこに定着し，NTM 症を発症する．多くの質の高い研究で RA 患者には高率に気道病変（30％）および間質性肺炎（10％）が合併することが明らかにされている．RA に NTM 症の発症が多いことはここから理解される．

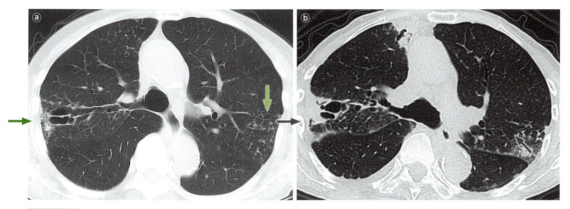

**図12-8** RA の気道病変の上に発現した NTM 症

a）発症 1 年前の CT：右上葉に気管支拡張症（濃緑矢印），左上葉に細気管支炎がある（薄緑矢印）．典型的な RA の気道病変である．
b）NTM 症発症時の CT：それら気道病変の部分に一致して浸潤影が出現している（黒矢印）．気道病変が MAC 症発症の母地であることが示されている．

　そこに，RA 治療のために生物学的製剤が加わると，抗酸菌防御免疫が抑制され，NTM 症はさらに多発することになる．米国の疫学研究によれば，RA 患者の NTM 症罹患率は一般人口の 2 倍，そこに TNF 阻害薬が投与された場合はさらに 5 倍，合わせて一般人口の 10 倍の罹患率であった．

　このように，RA 患者の診療に当たる臨床医は，使用する治療薬物にかかわらず RA 患者では NTM 症の発症率が高いことを理解する必要がある．発症のリスク因子として，痩せ（BMI 低値），高年女性などが挙げられているが，最大のものは上に述べたように肺の既存肺病変なので，治療開始前の HRCT でのスクリーニングは必須である．その結果，肺に既存病変が認められた患者においては，MTX や生物学的製剤などの DMARDs を使用する場合，開始後，胸部 X 線検査などで定期的に肺の状態をチェックすべきである．

## RA 患者の NTM 症の診断

　RA 患者の NTM 症（以下，MAC 症）診断の最大の問題は，RA 患者に高率に合併する RA 固有の気道病変（気管支拡張症，細気管支炎）の画像所見と NTM 症のそれとは酷似し，画像のみからの区別はほとんど不可能ということである．CT で NTM 症が疑われた場合は，連続 2 回の検痰と，血清診断法〔MAC 症についての抗 GPL-core IgA 抗体検査；キャピリア®MAC（タウンズ，伊豆の国市），感度は不十分なものの特異度は高く，診断を進めるうえで有用〕を調べ，これらが陽性であればもちろん NTM 症ということになり，陰性の場合はとりあえず RA の気道病変として，慎重に経過観察を続けていくほかない．

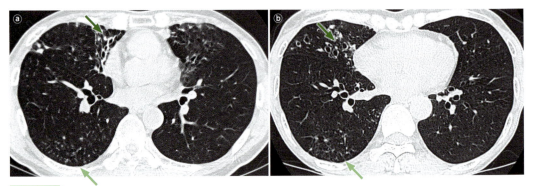

**図12-9** RA の気道病変（a）と MAC 症（b）（いずれも気管支鏡で確認）

　a, b）いずれにおいても，中葉・舌区の気管支拡張症（濃緑矢印）と，その周囲および背側に小葉中心性の粒状影（薄緑矢印）を見る．CT 上，RA の気道病変と MAC 症とは酷似し，画像からの鑑別は不可能であることがわかる．

## RA-MAC 症の治療

　一般人においても NTM 症の治療は困難と言われてきた．そこに生物学的製剤が投与され免疫が抑制された場合の転帰は大いに懸念され，当初は本症を合併した RA 患者の場合，生物学的製剤の投与は禁忌とされた．しかし，NTM 症の基礎となる肺の既存病変は，RA の活動性が高い，そして病期の進んだ RA 患者に多く，まさに生物学的製剤などの強力な RA 治療が求められる患者である．

　この隘路について，2014 年に，日本呼吸器学会，日本感染症学会，日本リウマチ学会，日本結核病学会の 4 学会合同事業として作成された『生物学的製剤と呼吸器疾患・診療の手引き』において，いくつかの臨床的研究や文献学的調査を踏まえて，予後の比較的良好とされる MAC 症で，画像所見が NB 型で小範囲，かつ全身状態良好の例に限って，投与制限を緩和する方針が出され，これを承けて医療現場では着実に実行されている．

　また，生物学的製剤投与下の MAC 症の治療経過は一般患者に劣るどころか，むしろ良好であったとの報告もある．次の図 12-10 に示すのは，65 歳，女性，RA 罹患歴 22 年，IFX → ETN

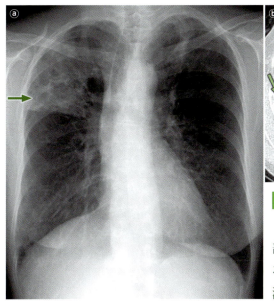
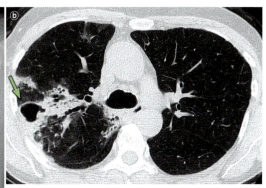

**図12-10** 生物学的製剤使用中に発見されたMAC症
a) 右上葉に広範な浸潤影（濃緑矢印），その内部に透亮像．b) CTで浸潤影中に空洞（薄緑矢印）を認める．この空洞は第4章で述べたように，浸潤影中に発生したもので，周囲は不明瞭で線維化はなく，したがってFC型とは言えない．

投与中，定期の胸部X線写真で異常影を発見された症例である．症状はない．両上葉に空洞を形成しており，難治が予想されたが，抗酸菌化療開始後速やかに治癒に向かい，6か月で浸潤影および空洞は消失した．

なぜ，生物学的製剤という免疫抑制剤投与下でこのような逆説的現象が起こるのだろうか？これについては以下のように説明されている．抗酸菌は宿主免疫の働きで肉芽腫の中に封じ込まれるが，これは，菌にとっては宿主免疫や抗菌薬の攻撃から身を守る隠れ家でもあり，肉芽腫の中で菌はしぶとく残留できる．これが抗酸菌感染症難治化の一つの要因である．TNF阻害薬でこの肉芽腫を崩壊させることで抗菌薬が菌に直接に作用することができるため，このように短期間で治療が奏功したと考えられる．

##  治療薬

一般人のMAC症の標準治療の中で，RFPを使用することにはエビデンスがないことは「第3章 治療」の中で述べたが，RFPは特にRA患者においては問題となる．

RFP使用で，ステロイドやカルシニューリン阻害薬の血中濃度が大幅に低下することが知られており，せっかく達成されたRAの病勢コントロールを乱すおそれが大きい．あえて使用する意義は乏しい．治療開始時，CAM耐性がなければCAM＋EBの2剤投与で十分である．

# RA-NTM 症の予後は不良か？

　RA-NTM 症はその制御のために，ステロイド，MTX，TAC，生物学的製剤などの免疫抑制薬を必要とし，また気道病変，間質性肺炎などの基礎疾患を持っていることから，不良な予後も懸念されるが，国内の単一施設で多数の生物学的製剤使用例を含めた RA の NTM 症の予後を長期観察したところ，非 RA の NTM 症の予後とは変わらなかったとの報告がある．適切に対応すれば，の条件付きであるが，一般宿主の MAC 症と比して RA の MAC 症の経過，予後はけっして不良ではない．RA 患者に MAC 症が合併しても，MAC 症，RA とも制御可能であり，RA 治療を縮小，断念する必要は多くの場合ない．冷静な対応が望まれる．

―参考文献―

**RA に合併した肺炎型 NTM 症（症例報告）**

1）　結城将明，徳田均，永井博之，ほか．広範な浸潤影を呈した関節リウマチ患者の非結核性抗酸菌症．呼吸臨床 2020；**4**：e00096.

2）　Okuzumi S, Minematsu N, Sasaki M, et al. Pulmonary *Mycobacterium avium* infection demonstrating unusual lobar caseous pneumonia. *Respirol Case Rep* 2016; **5**: e00176.

**RA に合併した MAC 症の臨床経過**

3）　Yamakawa H, Takayanagi N, Miyahara Y, et al. Prognostic factors and radiographic outcomes of nontuberculous mycobacterial lung disease in rheumatoid arthritis. *J Rheumatol* 2013; **40**: 1307-15.

4）　Mori S, Koga Y, Nakamura K, et al. Mortality in rheumatoid arthritis patients with pulmonary nontuberculous mycobacterial disease: a retrospective cohort study. *PLoS One* 2020; **15**: e0243110.

**生物学的製剤を使用した RA 患者の抗酸菌感染症**

5）　Winthrop KL, Baxter R, Liu L, et al. Mycobacterial diseases and antitumour necrosis factor therapy in USA. *Ann Rheum Dis* 2013; **72**: 37-42.

6）　Mori S, Tokuda H, Sakai F, et al. Radiological features and therapeutic responses of pulmonary nontuberculous mycobacterial disease in rheumatoid arthritis patients receiving biological agents: a retorospective multicenter study in Japan. *Mod Rheumatol* 2012; **22**: 727-37.

7）　日本呼吸器学会炎症性疾患に対する生物学的製剤と呼吸器疾患診療の手引き第 2 版作成委員会．各論 2 - b 非結核性抗酸菌症．炎症性疾患に対する生物学的製剤と呼吸器疾患診療の手引き（第 2 版）．東京：日本呼吸器学会，2020：73-85.

8）　徳田均．関節リウマチと生物学的製剤．日本結核病学会，編．非結核性抗酸菌症診療マニュアル．東京：医学書院，2015：124-38.

**生物学的製剤と NTM 症を使用し続けた RA-NTM 症の経過は悪くない**

9）　倉重理絵，榊原ゆみ，古澤春彦，ほか．肺 MAC 症経過中に生物学的製剤を使用し得た関節リウマチ患者の 4 例．日呼吸誌 2018；**7**：161-5.

# あ と が き

　私が本書の執筆を思い立ったのは，3年ほど前，ある呼吸器臨床医の集まりでMAC症について話す機会があり，それまで蓄積していた少数の症例をもとにさまざまな文献を参照しつつ自分の考えをまとめたことに端を発する．この，近年とみに増加し，しかも制御が困難とされる病気について，自分なりに，数は多くはないがその分患者さんを一人一人丁寧に診て，治療方法もさまざま工夫を重ねてきて，現在のところまずまずよい結果を得ており，格別予後の厳しい病気ではないと思っているが，なぜそうなのか，その基礎となる考え方，治療のノウハウをどうすれば多くの医師に共有してもらえるか，どうそれを理論化すればよいか，という問題意識がそこから芽生えた．

　そこで気がついたのが，現在の施設で呼吸器診療に携わるようになって32年になるが，初期には確かにひたすら進行し制御できない患者さんが何人もいた．しかしこのおよそ20年間に限るとそういう例はほとんど見られなくなったという事実である．これはなぜだろうと考えてみると，いくつかの要因が考えられる．

　1つには，肺の基礎疾患（肺結核後遺症，高度の肺気腫など）がある．既存構造が壊れた肺に起こるMAC症は確かに治療は難航するが，それらの肺疾患がこの間にどんどん減少してきた．これは1つの因子として確かにありそうだ．

　もう1つは，この病気を菌と宿主の免疫応答という視点から捉える見方である．縁あって関節リウマチ（RA）に合併したMAC症を診療する機会が増えたのだが，この免疫異常を持つ人のMAC症には独特の工夫が必要だった．その診療方法を模索する中で，免疫という媒介項を入れないと解けないことに早くから気がついていた．2014年には，日本呼吸器学会を中心とした4学会合同の「生物学的製剤と呼吸器疾患 診療の手引き 作成委員会」のまとめ役を拝命し，特に生物学的製剤使用下のRAのMAC症については執筆も担当し，またその前後にこの主題について全国規模の症例検討会を主催した．それらの経験を通じて，MAC症を単なる感染症として見るのではなく，弱毒菌と宿主免疫の応答のプロセスとしてみる見方が自分の中で確立した．

　さらに遡ると，筆者がかつて在籍した結核予防会結核研究所での学びがある．

　結核については，今から70〜80年前に，わが国の研究者たち（その多くは病理学者であると同時に画像診断医でもあり，臨床家でもあった）が世界的とも言うべき高い水準で結核病変の成り立ちを宿主免疫との関連で観察しその成果を蓄積していた．それは幸い，わが国で新たに勃興したHRCTによる肺病変の診断学に受け継がれ，今に至る流れとなっている．筆者は結核病学の最後の大成者，病理学者 岩崎龍郎先生に直接学ぶことを得てその結核病学の遺産を受け継ぐことができ，またそれを引き継ぎ，HRCTによる胸部の画像診断学として新たに展開，構築した放射線科医 伊藤春海先生にも教えをいただくという幸運を得た．その学びを日々の診療に活かして，CT画像に見られる陰影に目を凝らし，その一方で患者の訴えに耳を傾け，そこで起こっている免疫学的な事態を考えながら1例1例の診療に当たってきた．

　そしていつの間にか，軽症例から重症例まで，その人のその時点での免疫力を見極めつつあれ

これ工夫をすると大部分の例で何とかはなる，というようになってきていた．ここ 20 年で自験の患者さんの予後がよくなったのはこの過程に因るところが最も大きいと自分では考えている．

2016 年には，わが国を代表する結核の病理学者 岩井和郎先生，そして非結核性抗酸菌症の画像について論究を重ねてきた放射線科医 氏田万寿夫先生の協力を得て，書籍『画像と病理から学ぶ結核・非結核性抗酸菌症』を世に問うことができた．画像診断は，それを通じて宿主免疫の状態を考察することで初めて活きた臨床のツールとなる，というのがこの書物刊行の趣旨であった．

これらを通して蓄えた診療のノウハウ，その理論的裏付けをまとめて一書として世に問おうと決心したのはおよそ 2 年前である．

多くの患者さんについて，その画像と臨床の全経過を見直し，それぞれの要点，得られる教訓を見つけていく作業は楽ではなかったが，その時々の患者さんとのやりとりなども思い起こされて楽しいものでもあった．

それと並行して，この病気について現在世界でどんな議論の網が張り巡らされているのかを調べていった．一件無味乾燥な数字の羅列から，しかし自分の仮説が間違ってはいなかったことを発見していけたのもそれなりに楽しい作業であった．

とかく悲観的に語られがちな MAC 症であるが，しかし多くの患者さんはさほど手をかけずとも穏やかな経過をたどる，そのことを経験として知っている医師は世に多い．その理論化が難しいだけのことである．私は先に述べた幸運によりその理論化のための基礎を体得し得ていたので，こうして，実際の症例に則しつつ，それらを総合して，今はある程度の自信を持って，この病気の考え方，治療のノウハウを提示できる．それが本書である．

世の諸賢には，この書物に展開された考え方「患者さんの免疫力を見極めながらその時々の診療を考えていく」というスタンスを症例に則しつつご覧いただき，臨床の場での判断の一助として役立てていただければ，と思う次第である．何よりも悩める患者さんのため，これらの考え方，治療法は役立つことを確信している．

最後になるが，私と診察室で対話しつつ多くのことを教えて下さった患者の皆さん，また美麗な X 線写真，CT を撮影し，デジタル資料として筆者の利用を可能にしてくれた東京山手メディカルセンターの放射線科技師の諸氏，本書の記述スタイルについて貴重な助言をいただいた畏友 山口哲生先生，そして本書の企画立案の時点から深く関わり，要所要所で的確な支持をいただいた南山堂の編集者 吉原成紀君の粘り強い伴走に厚くお礼申し上げます．

# 索引

## 欧文

AMK　52
AMK の吸入製剤　52
BACES スコア　189
CAM＋EB　52,226
CT 検査　190
HRCT　21
ICS　166,202
MAC 症　210,213,229,230
mPSL　15
NTM 症の定義　190
OP　229,230
PRO　171
QOL　161,165,171,205
RA　225
RFP　52
RFP＋CAM＋EB　52,166
watchful waiting　44

## 和文

### あ

アミノグリコシド　52
一般細菌　107
ウォーキング　146,150,158,194
運動療法　76,99,130,145
栄養指導　99,146
栄養療法　76,99,145,148
園芸　4

### か

外来性再感染　65,120,189
過剰免疫応答　17,85,107
学会診療マニュアル　vi,51
患者報告アウトカム　161,171
関節リウマチ　225
乾酪壊死　85,87
気管支拡張　111
気管支拡張症　46,90,110,133,
　　193,195,196,198,199,201,
　　202,205,206,233
基礎病変　100
吸入ステロイド　170,205
胸部 X 線健診　5
胸部健診　190
巨大空洞　16
菌陰性化　171
菌自然陰転化率　7
菌の陰性化　161
空洞　17,18,36,37,38,39,84,
　　85,87,96,103,153,158
空洞化　107
空洞の成立機序　88,89
血清診断法　234
結節　213
結節影　209,213,221
見解─2023　vi,51
嫌気性菌　100,107
健診発見　190
構造改変　233

高分化腺癌　218,221
国際ガイドライン　vi,51,53
弧発性空洞　79
混合感染　15,100,107
コンソリデーション　229

### さ

細気管支炎　233
再発　9,60,65,119,171,194,
　　196
再発率　121
自覚症状　190
シクレソニド　202
自然史　8,9
自然治癒　173,184,185,189,
　　190
自然治癒力　170
死亡統計　2
死亡率　7,8
常在菌　4
人工環境水　4
浸出型　21,25,46,58,65,122,
　　230,231
浸出性　19,231
浸出性病変　85,87
浸潤影　96,136,229
ステロイド　58,228,236
ストレス　127,135,139,196
すりガラス影　96,136,229
生物学的製剤　225,236
生物学的製剤と呼吸器疾患・診療の
　　手引き　234
咳　166,170,202,205
石灰化　174,177,178,182
潜在性感染率　5

### た

耐性菌　53
脱落率　59
多発空洞　82,83
多発結節影　214
多発性粒状影　221
短期化療　165,194,196

短期治療　59
治療期間　53, 59, 121
治療困難　93
治療成績　9
適度な運動　159

な

内因性再燃　65, 120
軟化融解　85, 87
肉芽腫　19, 21, 85, 231
肉芽腫型　21, 25, 46, 65, 110,
　　111, 115, 116, 122, 165, 168,
　　182, 198, 199, 231
肉芽腫性肺炎　27
肉芽腫性病変　81, 85

は

肺炎　228
肺炎型　11, 21, 23, 58, 75, 232
肺炎様　231
肺癌　209, 210, 218, 223
肺機能　122, 165
標準治療　9, 52

ま

マイクロバイオーム　159

無治療　14, 200
無治療例　8
免疫抑制薬　225, 236

や

薬物相互作用　52
有病率　2

ら

罹患率　2, 3
るい痩　185, 187, 189
レセプトデータ　3

著者略歴

# 徳田　均
独立行政法人地域医療機能推進機構東京山手メディカルセンター
呼吸器内科 非常勤顧問

1973年東京大学医学部卒．癌研究会附属病院，結核予防会結核研究所附属病院，同結核研究所を経て，1991年社会保険中央総合病院呼吸器内科部長，2014年施設名称変更に伴い東京山手メディカルセンター呼吸器内科部長，2016年より同施設非常勤顧問．また2013～2015年東京女子医大附属膠原病リウマチ痛風センター客員教授（兼任）．日本呼吸器学会指導医，専門医．日本結核病学会名誉会員．日本サルコイドーシス学会評議員．
人の病気を免疫学的視座から見つめ，薬に頼らない全人的な医療を目指し日々模索，実践している．

---

**免疫力を見極める　非結核性抗酸菌症（MAC症）診療**
2025年2月1日　1版1刷　　　　　　　　　　　©2025

著　者
　　徳田　均
　　とくだ　ひとし

発行者
　　株式会社 南山堂　代表者 鈴木幹太
　　〒113-0034　東京都文京区湯島4-1-11
　　TEL 代表 03-5689-7850　www.nanzando.com

ISBN 978-4-525-26601-1

JCOPY　〈出版者著作権管理機構 委託出版物〉
複製を行う場合はそのつど事前に（一社）出版者著作権管理機構（電話03-5244-5088，FAX 03-5244-5089, e-mail: info@jcopy.or.jp）の許諾を得るようお願いいたします．

本書の内容を無断で複製することは，著作権法上での例外を除き禁じられています．また，代行業者等の第三者に依頼してスキャニング，デジタルデータ化を行うことは認められておりません．